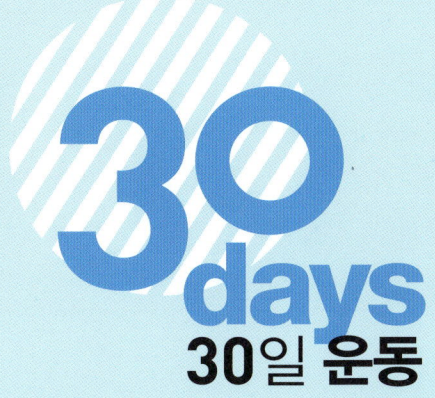
30일 운동

30 days Contents

- 04 **Moon's Letter** | 하체 운동을 위한 애티튜드
- 06 **Notice** | 30일 운동 사용설명서

- 09 **1st Week** | 1주차 운동 01~07days
- 10　01day 플리에 | 발레
- 12　02day 다다다 웝업 | 카디오 운동
- 14　03day 인터널 재즈 | 재즈댄스
- 16　04day 펑키 브리지 | 피트니스
- 18　05day 슬리밍 트리 | 요가
- 20　06day 까딱까딱 후후 | 림프관 순환운동
- 22　07day 레이지 댄싱퀸 | 벨리댄스
- 24　**1st Q&A** 이때쯤이면 궁금해지는 것들 | 어떻게 먹어야 할까?

- 25 **2nd Week** | 2주차 운동 08~14days
- 26　8day 레그서클 | 필라테스
- 28　9day 섹시 트라이앵글 | 요가
- 30　10day 런지 로테이션 | 피트니스
- 32　11day 더블 레그킥 | 필라테스
- 34　12day 허니 트위스트 | 줌바
- 36　13day 롱드장브 | 발레
- 38　14day 콩콩 댄스 | 줌바
- 40　**2nd Q&A** 이때쯤이면 궁금해지는 것들 | 시작하는 운동초보들을 위해

- 41 **3rd Week** | 3주차 운동 15~21days
- 42　15day 바트망 | 발레
- 44　16day 플라잉 스위밍 | 필라테스
- 46　17day 스텝 백 런지 | TRX
- 48　18day 세미 플랭크 | 피트니스
- 50　19day 싱글 레그킥 | 필라테스
- 52　20day 스텝 사이드 런지 | TRX
- 54　21day 싸이의 말춤 | 라틴댄스
- 56　**3rd Q&A** 이때쯤이면 궁금해지는 것들 | 하체 콤플렉스 솔루션

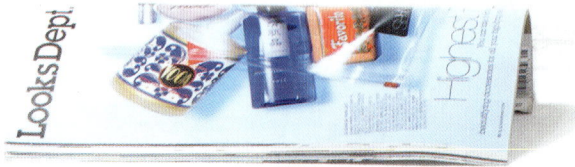

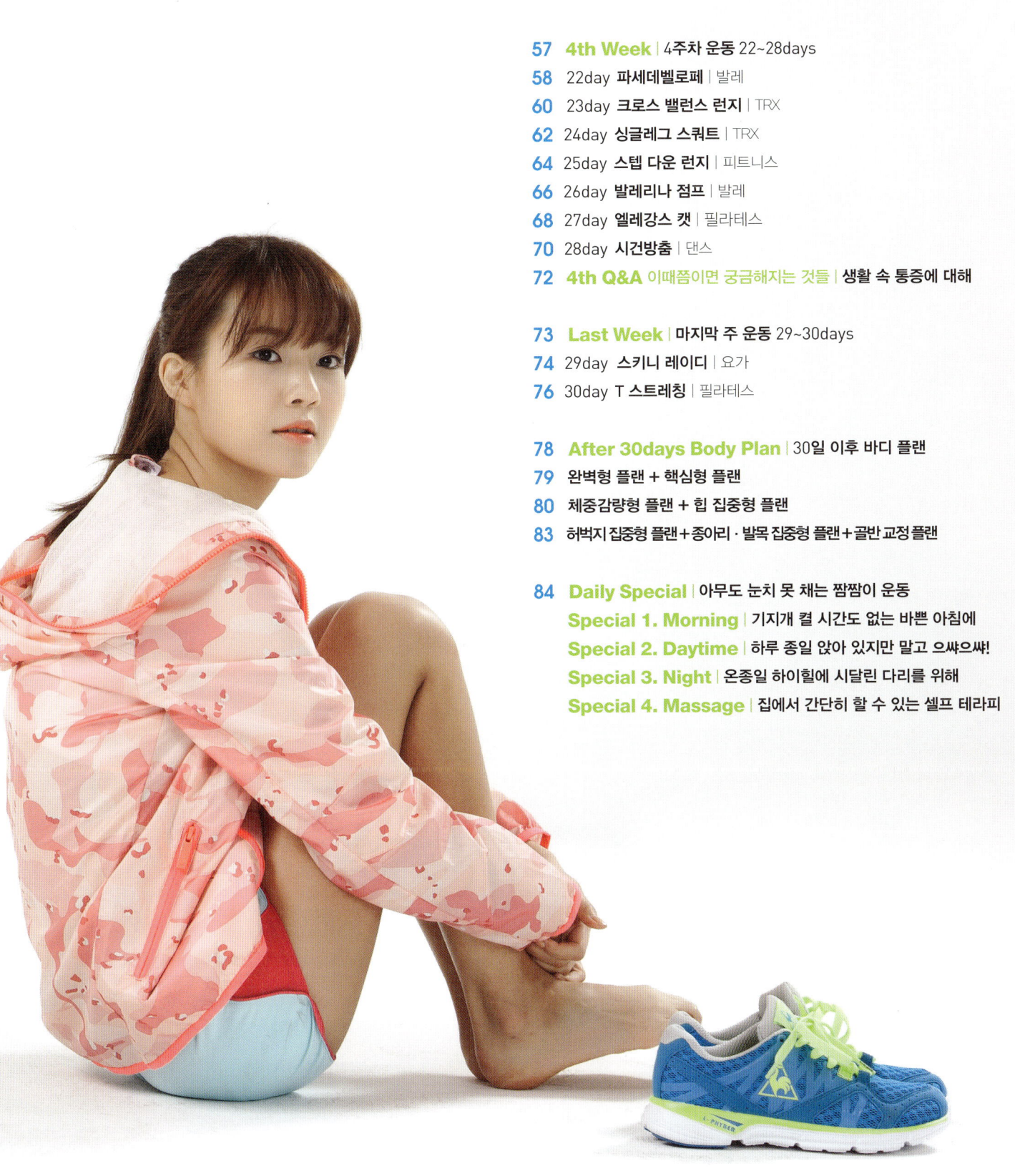

57	**4th Week**	4주차 운동 22~28days
58	22day 파세데벨로페	발레
60	23day 크로스 밸런스 런지	TRX
62	24day 싱글레그 스쿼트	TRX
64	25day 스텝 다운 런지	피트니스
66	26day 발레리나 점프	발레
68	27day 엘레강스 캣	필라테스
70	28day 시건방춤	댄스
72	**4th Q&A** 이때쯤이면 궁금해지는 것들	생활 속 통증에 대해

73	**Last Week**	마지막 주 운동 29~30days
74	29day 스키니 레이디	요가
76	30day T 스트레칭	필라테스

78	**After 30days Body Plan**	30일 이후 바디 플랜
79	완벽형 플랜 + 핵심형 플랜	
80	체중감량형 플랜 + 힙 집중형 플랜	
83	허벅지 집중형 플랜+종아리·발목 집중형 플랜+골반 교정 플랜	

84	**Daily Special** 아무도 눈치 못 채는 짬짬이 운동	
	Special 1. Morning	기지개 켤 시간도 없는 바쁜 아침에
	Special 2. Daytime	하루 종일 앉아 있지만 말고 으쌰으쌰!
	Special 3. Night	온종일 하이힐에 시달린 다리를 위해
	Special 4. Massage	집에서 간단히 할 수 있는 셀프 테라피

MOON'S LETTER

하체 운동을 위한 *Attitude*
애티튜드

여러분과 <30일 운동>을 함께할 바디 인스트럭터(Body Instructor) 문지숙입니다. 운동을 할 때도 애티튜드(Attitude)가 필요하답니다. 사실 지금부터 이야기할 것들은 '하체'에 국한되기보다는, 몸매 관리를 위한 모든 운동을 시작할 때 기억해야 할 애티튜드라고 할 수 있습니다. 운동을 시작하기 전에 우리, 이것만은 꼭 기억해 두기로 해요.

| 우선 '체중'이라는 강박관념에서 벗어나세요.

우리나라 여성들은 날씬하고 아름다운 몸매를 만드는 것이 곧 '체중'을 줄이는 것이라고 착각하는 것 같아요. 오~ 제발 좀! 45kg에 대한 환상은 남자들이나 가지라고 하세요.
사람의 몸은 뼈의 무게, 근육의 양 등 각각 타고난 조건이 다르기 때문에 비슷한 몸이라고 해도 체중은 얼마든지 다르게 나갈 수 있어요. 그리고 근육은 지방보다 부피는 작고 무게는 상대적으로 무겁기 때문에, 근육이 있는 몸은 근육이 없는 몸보다 체중이 더 나가기 마련이에요. 운동한다고 해서 무조건 45kg이 되는 건 아니라는 얘기죠.

| 그렇다면 중요한 것은? 사이즈!

지방은 근육보다 부피가 커요. 그러니까 사이즈가 커지면 그만큼 지방이 쌓였다는 뜻이에요. 운동을 통해 칼로리를 태워 지방을 줄여주면 그 자리를 자연스럽게 근육이 채우게 됩니다. 그러면 몸의 사이즈는 줄지만 체중은 기대하는 만큼 줄어들지 않지요. 그러니까 오늘부터 '체중'이라는 단어는 머리에서 싹~ 지워주세요. "이 운동 하면 몇 kg 빠지나요?" 이런 촌스러운 질문은 하지 않기!

| 그런데 살이 빠진다고 무조건 예뻐질까요?

No! No! No! 단기간에 살 확 빼고 나서 순식간에 노안이 돼 버린 사람들, TV에서 너무 쉽게 찾을 수 있죠. 운동 없이 식단만 조절해서 살을 빼면 피부가 처져서 탄력이 없어져요. 적절한 영양 섭취를 베이스로 각 부위에 맞는 운동을 해서 몸을 균형감 있고 아름답게 가꿔주는 게 중요합니다. 비쩍 마르기만 했지 볼륨감이 전혀 없는 밋밋한 몸보다는, 들어갈 데 들어가고 나올 데 나온 S라인이 훨씬 더 섹시하고 매력적이죠. 그리고 운동을 하면 근육이 생기면서 피부를 쫙 잡아주기 때문에 탄력 있는 바디 라인이 만들어진답니다.

| <30일 운동>은 단기간에 체중을 감량해주는 다이어트 프로그램이 아니에요.

드라마틱하게 몸무게를 확 빼주는 게 아니라 몸의 사이즈를 줄여주고 긴장감 없는 실루엣을 부드럽고 탄력 있게 잡아주는 바디 셰이핑(Body Shaping) 프로그램입니다.
또한 절대 빠뜨려선 안 되는 건강! 말랐으나 골골~하면 그게 다 무슨 소용인가요? 뻐근한 어깨, 찌릿한 손목, 욱신거리는 허리 등 잘못된 생활습관으로 인해 몸이 아픈 여자들이 너무 많아요. 진짜 예쁜 몸은 건강을 바탕으로 시작됩니다. 비틀어진 자세를 교정하고 각 부위에 뭉쳐 있는 만성피로를 해소할 수 있는 다양한 교정 프로그램 또한 <30일 운동> 안에 깨알같이 포함돼 있습니다. 첫날 1분에서 시작해 매일 1분씩 업그레이드 해가다 보면, 지방이 감소해 자연스럽게 몸의 사이즈가 줄어들고, 부드럽고 탄력있는 실루엣이 잡혀 가는 걸 눈으로 체험할 수 있을 거예요.

| 그리고 어쩌면 가장 중요한 애티튜드! 나를 사랑하세요.

내가 나를 사랑해야만 몸이 바뀝니다. 내가 나를 스스로 아끼고 사랑하게 되면 자연스럽게 나를 소중히 다루게 됩니다. 함부로 먹지도 않고 함부로 몸을 쓰지도 않게 되지요. 내가 내 몸을 아끼고 소중히 대하기 시작하면 그 결과가 분명히 드러납니다.

| 또한 거울을 자주 보세요.

몸을 관리하려면 몸을 잘 알아야 해요. 운동을 하기 전에 내 몸의 상태가 어떠한지도 꼼꼼히 살펴보고 운동을 통해 내 몸이 어떻게 변화해 가는지 유심히 보세요. 그러려면 거울을 자주 봐야 해요. 이참에 내 몸의 각 부위가 어디에 있는지 유심히 보세요. 관심에서 변화가 시작됩니다.

| 나를 칭찬해 주는 것도 잊지 마세요.

사람들은 자꾸 자기의 단점을 찾고 그걸 고치는 방법만 찾으려고 해요. 하지만 바디 전문가로서 냉정하게 말하면, 타고난 것을 고치거나 개선하는 데는 한계가 있습니다. 가지지 못한 것을 커버하려고 노력하는 것보다는, 자기가 가진 장점을 부각시키는 것이 더 중요하고 또 효율적이에요.
자신의 장점을 돌아보면서 스스로 자신감을 얻으세요. 일단 자기 몸에 대한 자신감이 생기고 나면 몸을 관리하는 일이 즐거워진답니다. "더 예뻐져야지!" 이런 애티튜드가 중요해요. 다음에 이야기할 두 가지는 '하체' 운동 시 특히 기억해야할 사항입니다.

| 하체 운동을 할 때는 항상 몸의 정렬에 유의하세요.

그렇지 않으면 운동이 오히려 독이 될 수 있어요. 하체 운동은 상체 운동에 비해 힘이 좀 더 들어가는 동작이 많기 때문에 자세가 잘못 되면 몸에 큰 무리가 갈 수 있습니다. 예를 들면 앞으로 배우게 될 '런지', '스쿼트' 등의 자세를 할 때 '무릎이 엄지발가락 앞으로 나가지 않게 주의해야 한다'는 내용이 나오면 반드시 지켜야 합니다. 무릎이 엄지발가락 앞으로 나가게 되면 체중이 무릎에 쏠리기 때문에 부상을 당하기 쉽습니다. 운동은 '정확한 방법으로 제대로' 하는 게 중요하다는 걸 꼭 기억해 주세요.

| 그리고 종아리에 관심을 가지세요.

우리나라 여성들은 온통 허벅지에 관심이 가 있는 것 같아요. 하체 비만 콤플렉스의 핵심이 허벅지라서 아마도 그런 것이겠죠. 하지만 하체 건강을 위해서는 종아리(가자미근)에 좀 더 신경을 써야 합니다.
복숭아뼈부터 종아리까지 이어지는 근육인 가자미근이 굳어 있으면 그 주변으로 연결된 다리 근육 전체가 부담을 받게 돼요. 이 부위가 굳어 있으면 일상생활 시 알게 모르게 받는 충격들이 완화되지 않아서 항상 근육이 경직돼 있죠. 그래서 다리가 늘 아프고 붓고 몸이 피곤해진답니다. 그러니 하체 관리를 위해서는 일단 종아리를 잘 풀어주는 게 중요해요.
위의 애티튜드를 기억하면서 매일 15~30분씩만 몸을 위해 투자해 보세요. 그렇게 30일만 해보면 몸이 달라지는 게 느껴진답니다. 그리고 일단 달라지는 게 느껴지면 그 다음 과정은 자연스럽게 이어져요. 고통스럽게 먹고 싶은 것 참아 가면서 살 빼지 않아도 기분 좋~게 건강하고 예쁜 몸을 가꿀 수 있답니다. 그 놀라운 체험을 곧 하게 될 거예요. 그럼 이제 어제보다 아름다워져 볼까요? 하체 운동 하러 갑시다!

2013. 여름. **문지숙**

내 몸이 가진 장점을 찾아보고 스스로 나를 칭찬해 주세요. "나는 다리가 왜 이렇게 굵지?" 하는 것보다는 "음, 나는 힙이 참 예쁘구나~" 하고 칭찬해 주세요. 그리고 예쁜 힙이 잘 부각되도록 힙업 운동과 허벅지 뒤쪽 운동을 열심히 해주는 거죠.

자신의 장점을 돌아보면서 스스로 자신감을 얻으세요. 일단 자기 몸에 대한 자신감이 생기고 나면 몸을 관리하는 일이 즐거워진답니다.

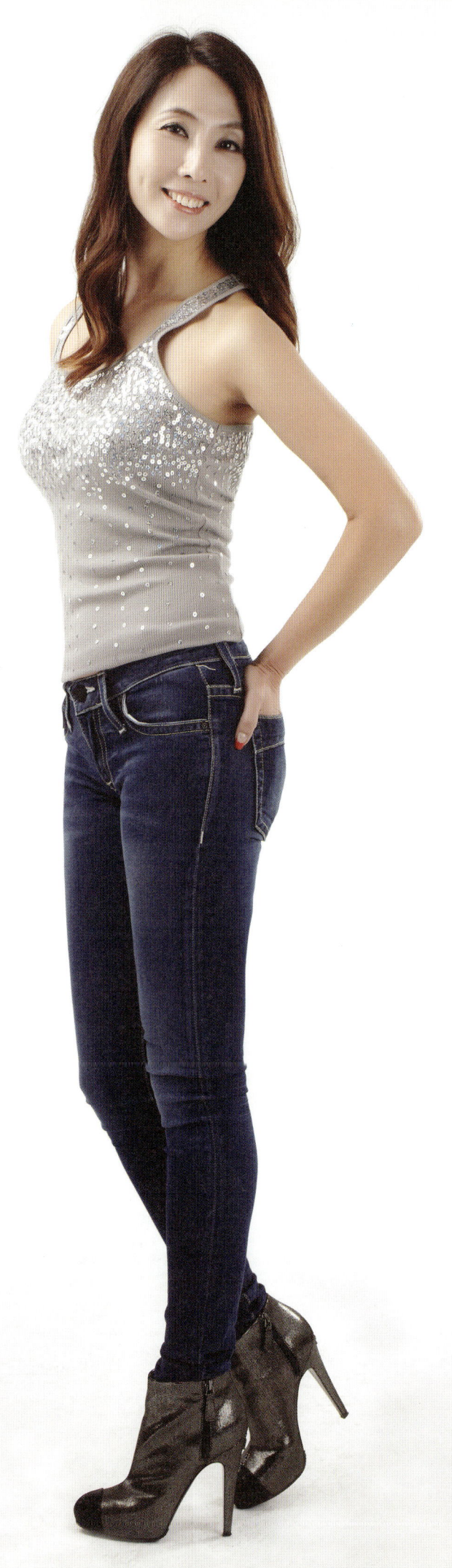

30 days Notice 30일 운동 사용설명서

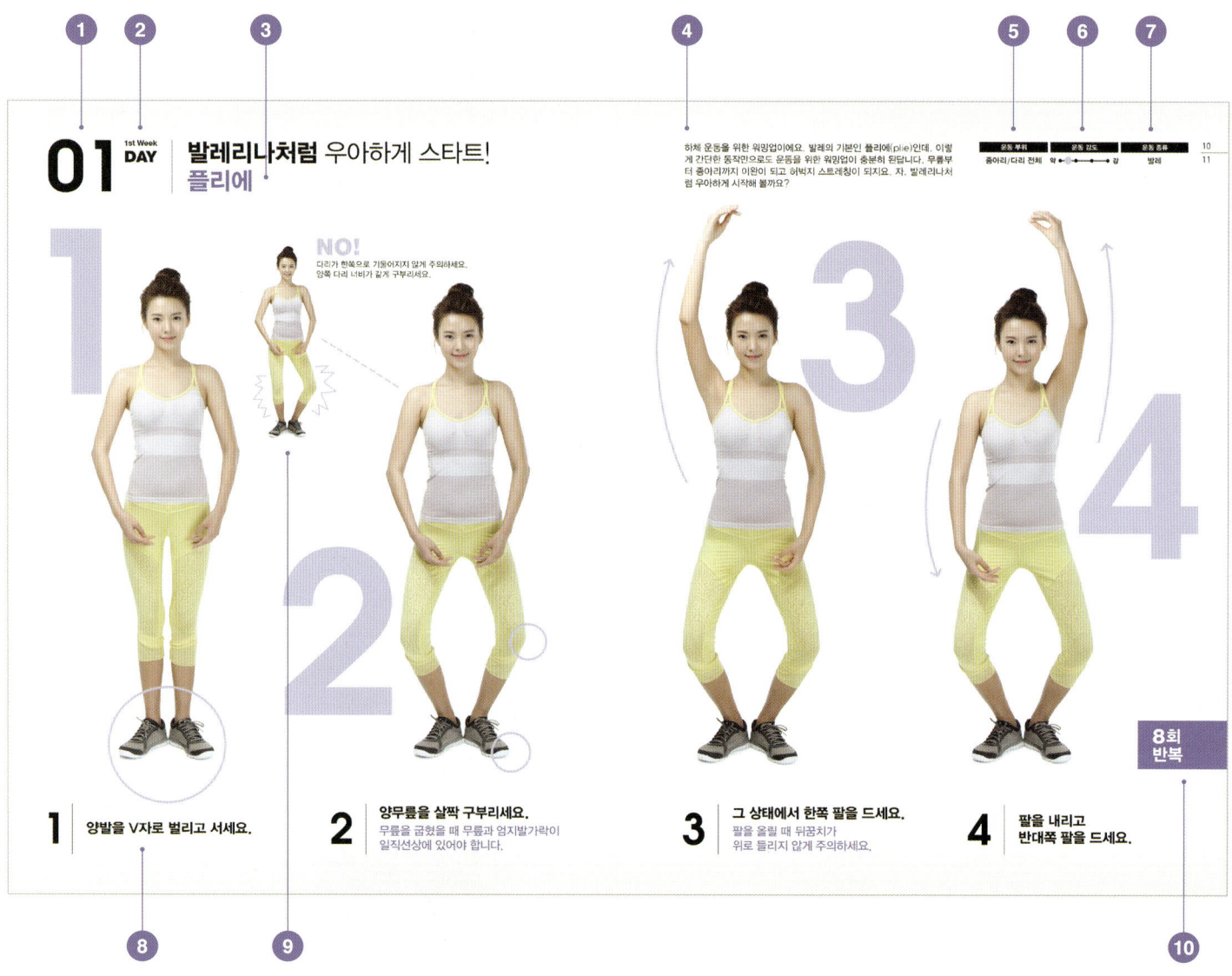

1. 1일부터 시작해서 30일까지 매일 운동이 하나씩 추가됩니다. 각 운동의 소요 시간은 1분입니다. 첫째 날부터 시작해서 하루씩 운동을 추가해 가세요. 매일 1분씩 운동시간이 길어집니다. 최대 30분에서 The End!
   ex) 첫째 날 = 1day 운동(1분) / 둘째 날 = 1day+2day 운동(1분+1분=2분)
   마지막 날 = 1day+2day…+30day 운동(1분+1분…+1분=30분)

2. 각 운동은 주별로 7일씩 나누어 구성되어 있습니다.

3. 제시된 운동의 이름입니다. 실제 운동 명칭으로 통용되는 것도 있고 변형 동작인 경우 별도의 이름으로 표기된 것도 있습니다.

4. 제시된 운동의 특징과 효과를 설명합니다.

5. 운동의 효과가 나타나는 부위입니다. 운동부위의 근육이 움직이는 느낌이 있어야 제대로 운동이 되고 있는 것입니다.

6. 운동의 강도를 나타냅니다.

7. 필라테스, 피트니스, 발레, 카디오 운동, 재즈댄스, 요가, 림프관 순환운동, 벨리댄스, 줌바, TRX, 라틴댄스 등으로 구성돼 있습니다. Daily Special에서는 일상용 짬짬이 운동과 트리거 포인트, 마사지 등이 준비돼 있습니다.

8. 운동방법을 4단계로 나누어 알려줍니다. 반드시 좌우 방향 모두 실시하세요. 그래야 몸이 균형 있게 발달합니다.

9. 동작을 실시하며 가장 흔히 하는 실수를 표시했습니다.

10. 제시된 횟수는 4~8회 정도로 운동을 처음 시작하는 초급자에게 맞춘 것입니다. 기존에 운동을 해온 분들이나 각 동작에 익숙해진 분들은 12~20회 정도로 횟수를 늘리세요. 좀 더 속도를 내서 살을 빼고 싶은 분들은 각 운동을 3세트씩(전체 동작 4~8회×3) 하세요.

| **하체편** 운동부위

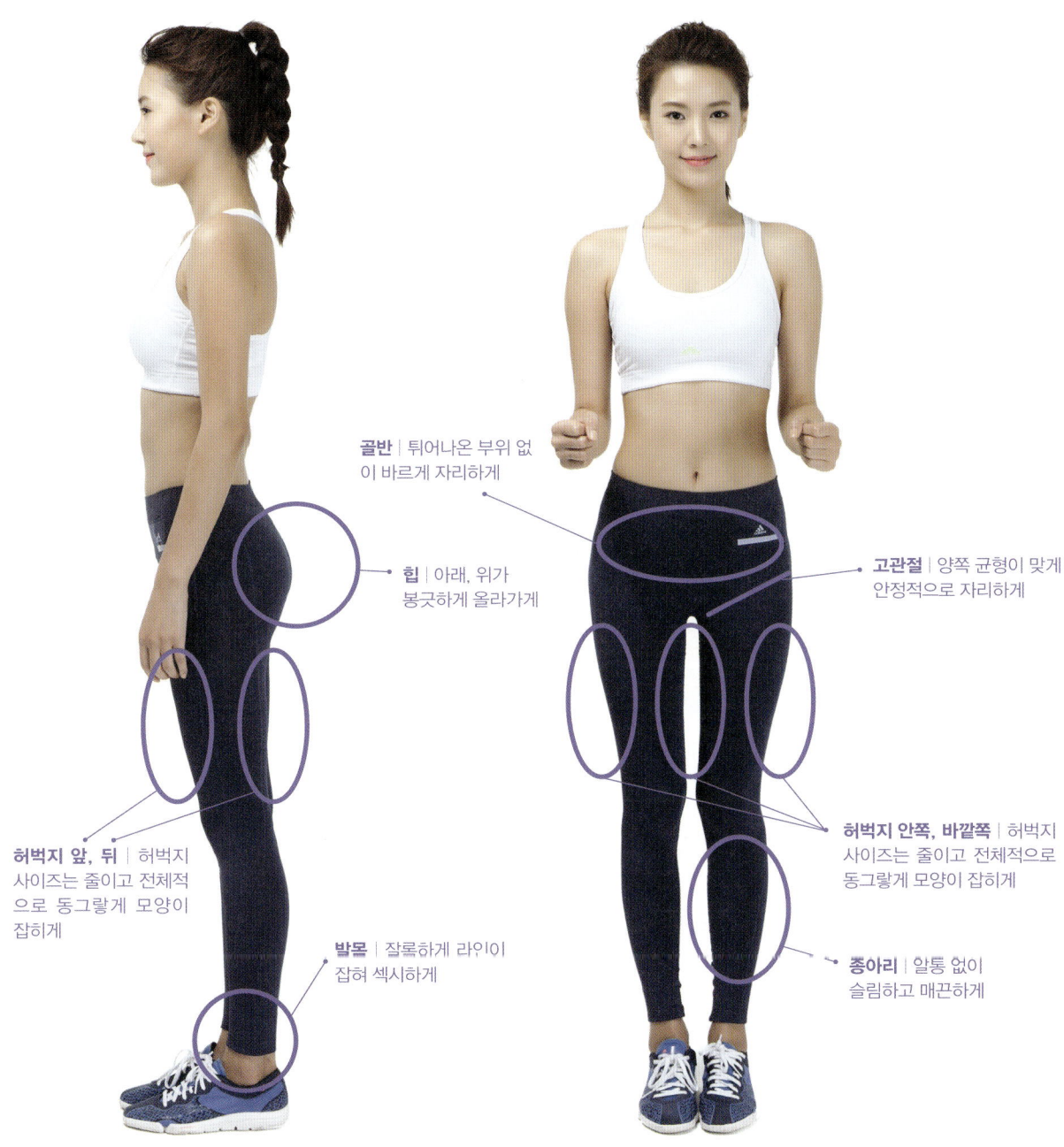

골반 | 튀어나온 부위 없이 바르게 자리하게

힙 | 아래, 위가 봉긋하게 올라가게

고관절 | 양쪽 균형이 맞게 안정적으로 자리하게

허벅지 앞, 뒤 | 허벅지 사이즈는 줄이고 전체적으로 동그랗게 모양이 잡히게

허벅지 안쪽, 바깥쪽 | 허벅지 사이즈는 줄이고 전체적으로 동그랗게 모양이 잡히게

발목 | 잘록하게 라인이 잡혀 섹시하게

종아리 | 알통 없이 슬림하고 매끈하게

Q 시작 전 준비운동 해야 하나요?

일반적으로 운동을 하기 전에는 몸을 이완해주는 스트레칭, 심박수와 체온을 올려주는 유산소 운동, 체형 밸런스를 위한 자세 교정을 해야 합니다. 하지만 〈30일 운동〉에서는 이런 준비과정을 따로 할 필요가 없습니다. 이 모든 과정이 프로그램 안에 다 포함되어 있으므로 첫째 날부터 순서대로 운동을 진행하면 됩니다.

Q 운동을 하루 빼먹었을 때는?

빼먹은 그날부터 다시 시작하세요. 즉 운동 7일차인데, 6일차를 빼먹었을 때는 바로 7일차로 넘어가지 말고 6일부터 다시 시작하면 됩니다. 중간에 멈췄다고 포기하지 말고, 멈춘 그날부터 시작하세요. 완벽하게 하는 게 중요한 게 아니라, 중간중간 빼먹더라도 꾸준히 하는 게 더 중요합니다.

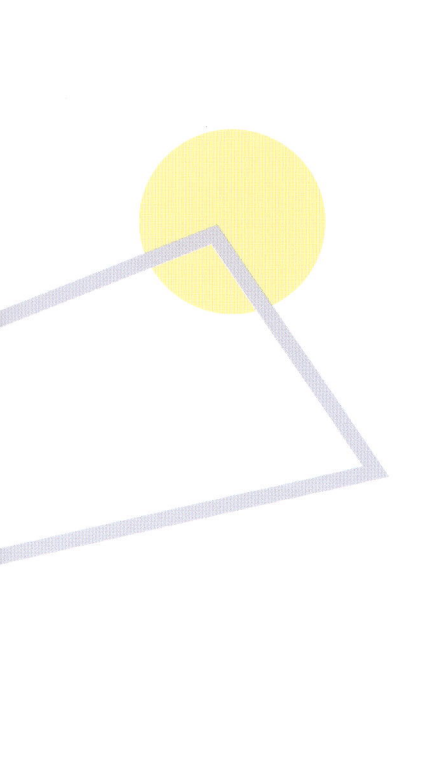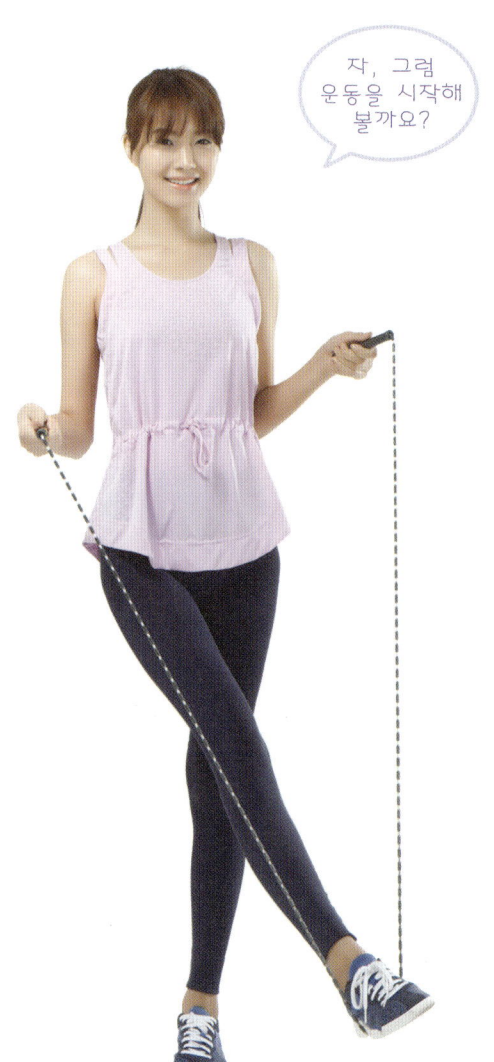

자, 그럼 운동을 시작해 볼까요?

1st WEEK 01-07 DAY

30일 운동 1주차 `하체편`

생전 안 하던 운동 시작하니 몸이 화들짝 놀랄 거예요. 몸에 무리가 가지 않도록 서서히 몸을 풀어주면서 운동에 익숙해져 가기로 해요. 1주차는 관절을 부드럽게 이완하는 운동 위주로 구성돼 있습니다. 관절이 부드러워야 근육을 제대로 쓸 수 있어요.

01 1st Week DAY | 발레리나처럼 우아하게 스타트!
플리에

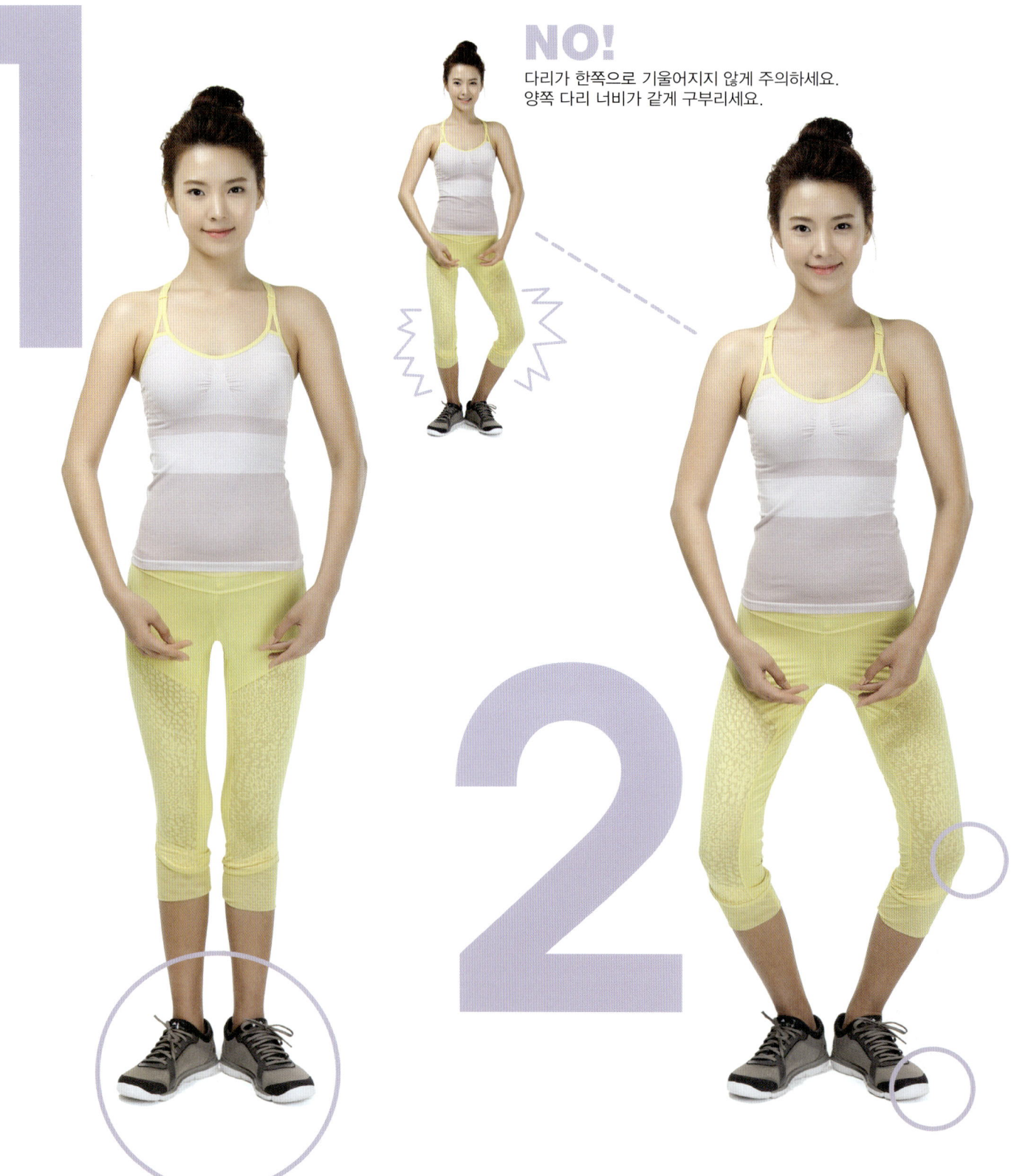

NO! 다리가 한쪽으로 기울어지지 않게 주의하세요. 양쪽 다리 너비가 같게 구부리세요.

1 양발을 V자로 벌리고 서세요.

2 양무릎을 살짝 구부리세요.
무릎을 굽혔을 때 무릎과 엄지발가락이 일직선상에 있어야 합니다.

하체 운동을 위한 워밍업이에요. 발레의 기본인 플리에(plie)인데, 이렇게 간단한 동작만으로도 운동을 위한 워밍업이 충분히 된답니다. 무릎부터 종아리까지 이완이 되고 허벅지 스트레칭이 되지요. 자, 발레리나처럼 우아하게 시작해 볼까요?

운동 부위	운동 강도	운동 종류
종아리/다리 전체	약 ●─○─○ 강	발레

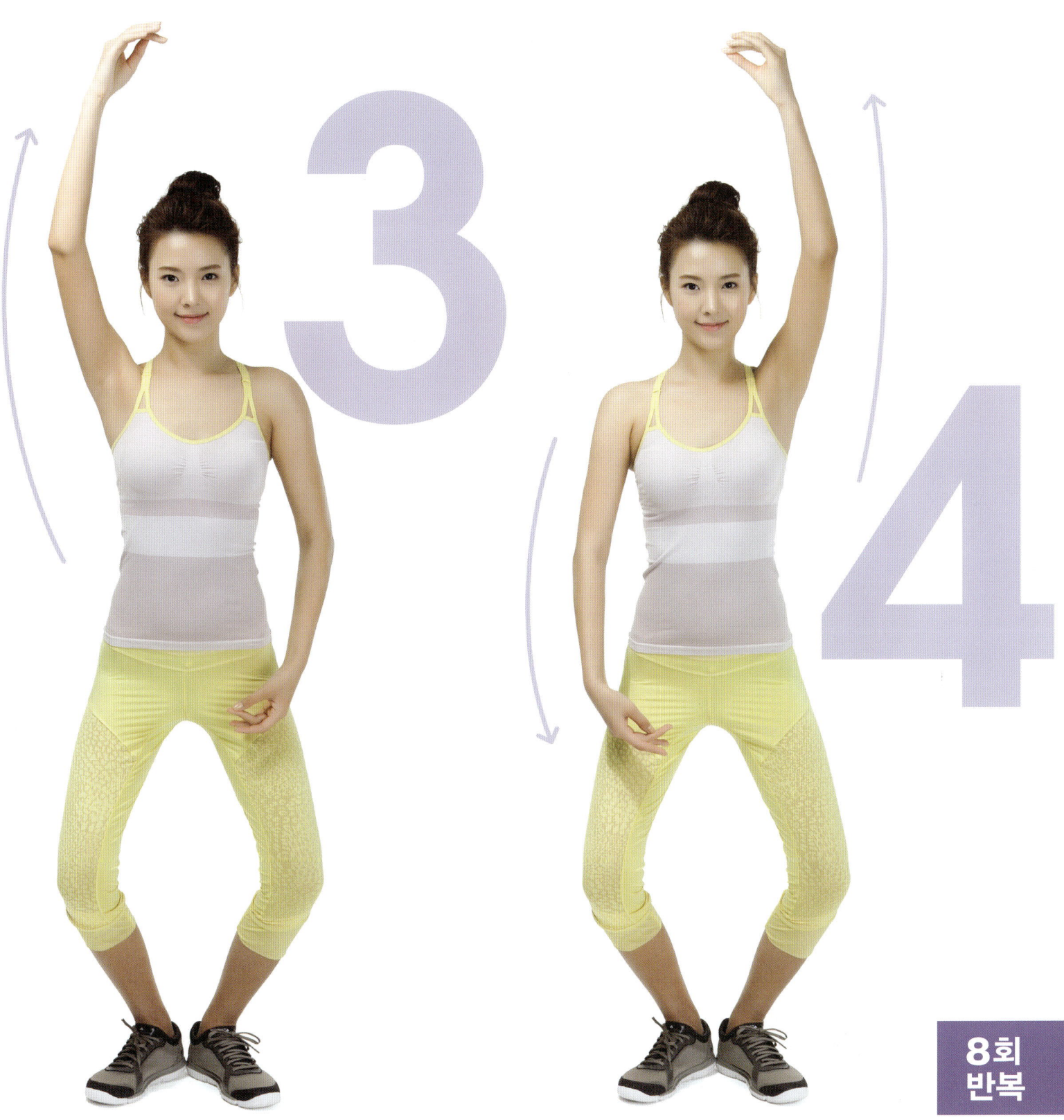

3 그 상태에서 한쪽 팔을 드세요.
팔을 올릴 때 뒤꿈치가 위로 들리지 않게 주의하세요.

4 팔을 내리고 반대쪽 팔을 드세요.
천천히 동작을 반복하세요.

8회 반복

02 DAY _{1st Week} | 경쾌하게 **심박수와 체온**을 올리자
다다다 웜업

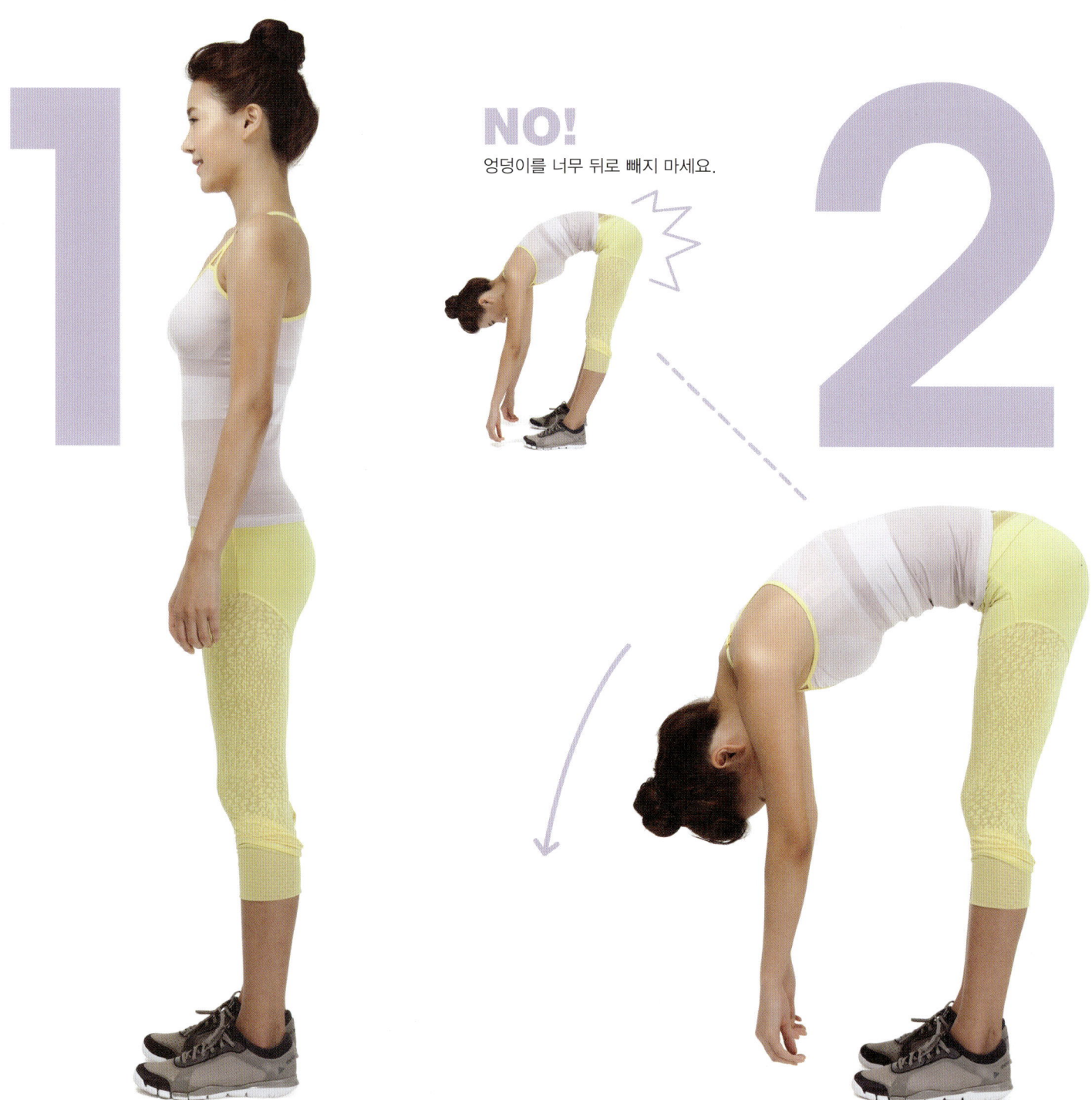

NO! 엉덩이를 너무 뒤로 빼지 마세요.

1 발을 어깨너비로 벌리고 서세요.

2 상체를 아래로 숙이세요.
양손이 바닥에 닿을 정도로 팔을 쭉 뻗으세요.

실내에서 가볍게 할 수 있는 카디오(Cardio) 운동입니다. 본격적인 운동을 시작하기 전에 하는 유산소 운동인데, 이 과정을 통해 심박수를 올리고 체온을 높여줘야 몸에 무리가 가지 않는답니다. 숨이 턱에 찰 때까지 "다다다" 빠르게 발을 굴러 주세요. 심박수가 올라가면 심장의 펌프질이 빨라지면서 혈액 내 노폐물을 제거하는 데 도움이 됩니다.

운동 부위	운동 강도	운동 종류
심장	약 ●─●─● 강	카디오 운동

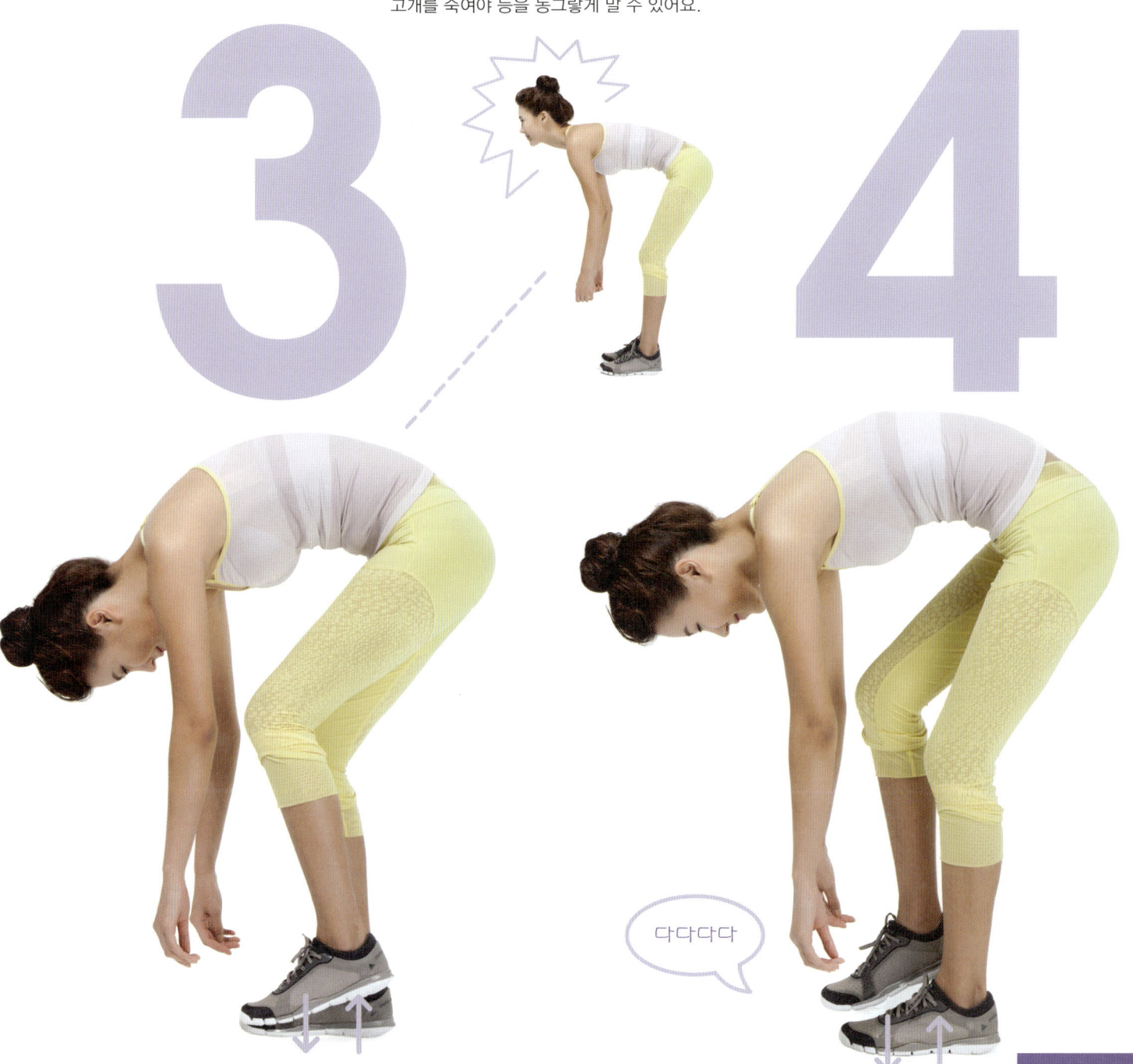

NO!
고개를 들지 마세요.
고개를 숙여야 등을 동그랗게 말 수 있어요.

3 등을 동그랗게 만 상태에서 두 발을 교대로 들었다 내리세요.
익숙해지면 복부에 힘을 딱 주고 뒤꿈치를 5cm 정도 들고 동작을 실시하세요.
뱃살 빼는 데도 도움이 된답니다.

4 빠르게 다다다다 발을 구르세요.
속도가 빨라질수록 운동효과가 좋아요.

8회 반복

03 1st Week DAY

비틀어진 다리 라인 바로잡기
인터널 재즈

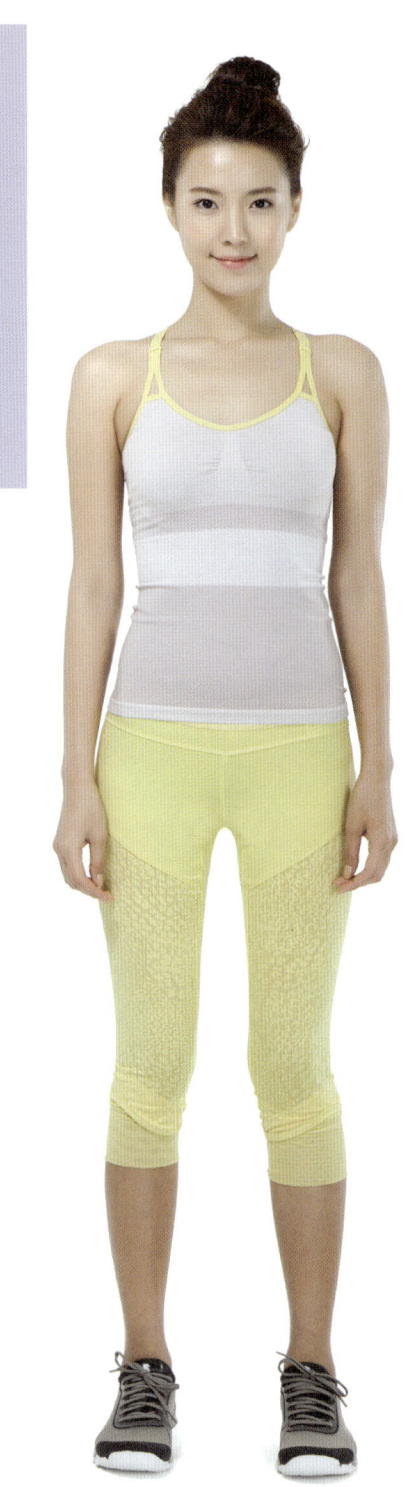

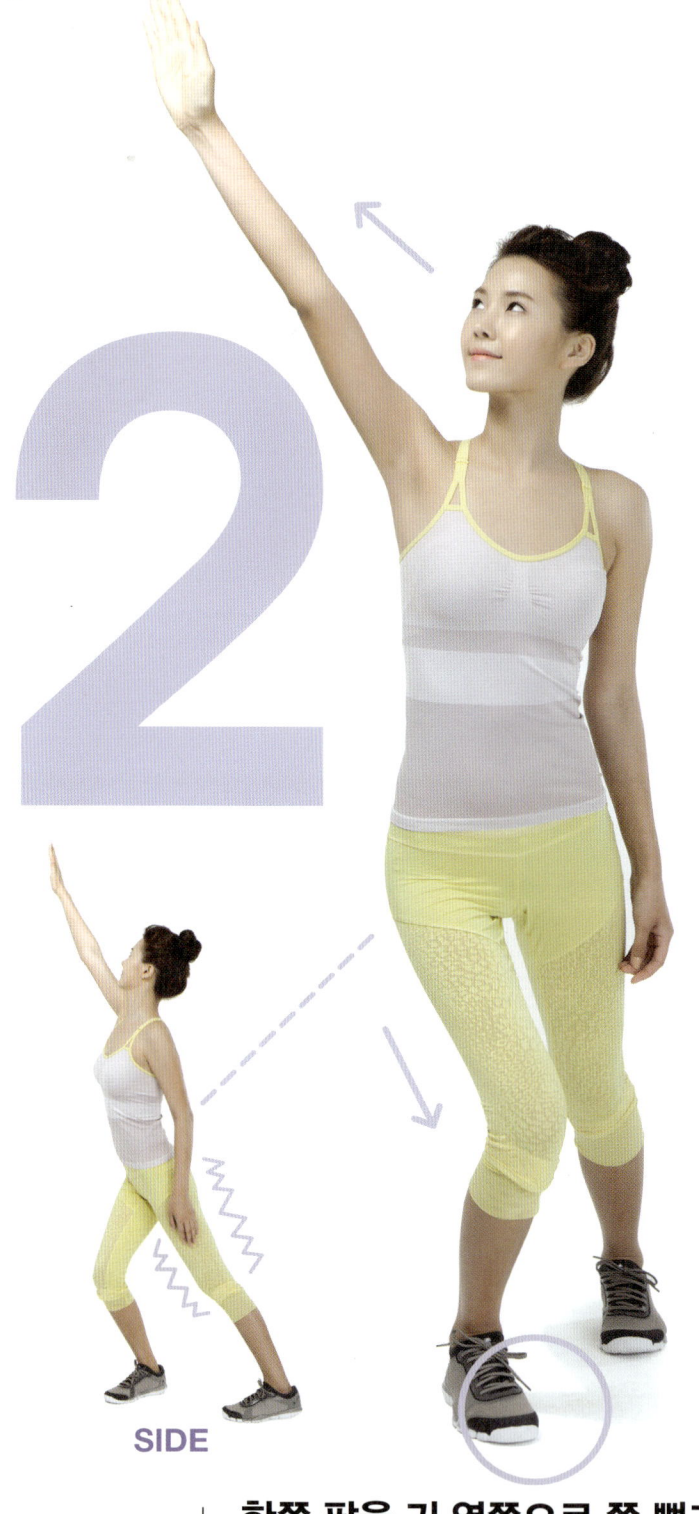

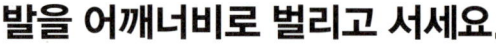
SIDE

1 발을 어깨너비로 벌리고 서세요.

2 한쪽 팔을 귀 옆쪽으로 쭉 뻗고 이때 같은 쪽 발을 몸 안쪽으로 사선이 되게 내민 후 무릎을 지긋이 누르듯이 구부리세요.

발 모양이 사선이 되는 것이 중요해요. 내민 발에 체중을 실으면서 뒤쪽 다리를 쭉 늘리세요. 시선은 손끝을 향하고 엉덩이로 다리를 밀면서 쭉 -!

다리 안쪽(Internal) 라인을 예쁘게 잡아주는 운동입니다. 팔자걸음 때문에 다리 라인이 틀어진 분들에게 특히 추천해요. 재즈댄스의 한 동작이니 춤을 추듯이 리듬감 있게 몸을 움직여 주세요. 하나 둘, 하나 둘~ 기분이 절로 좋아져요.

운동 부위	운동 강도	운동 종류
다리/무릎/힙	약 ●—●—● 강	재즈댄스

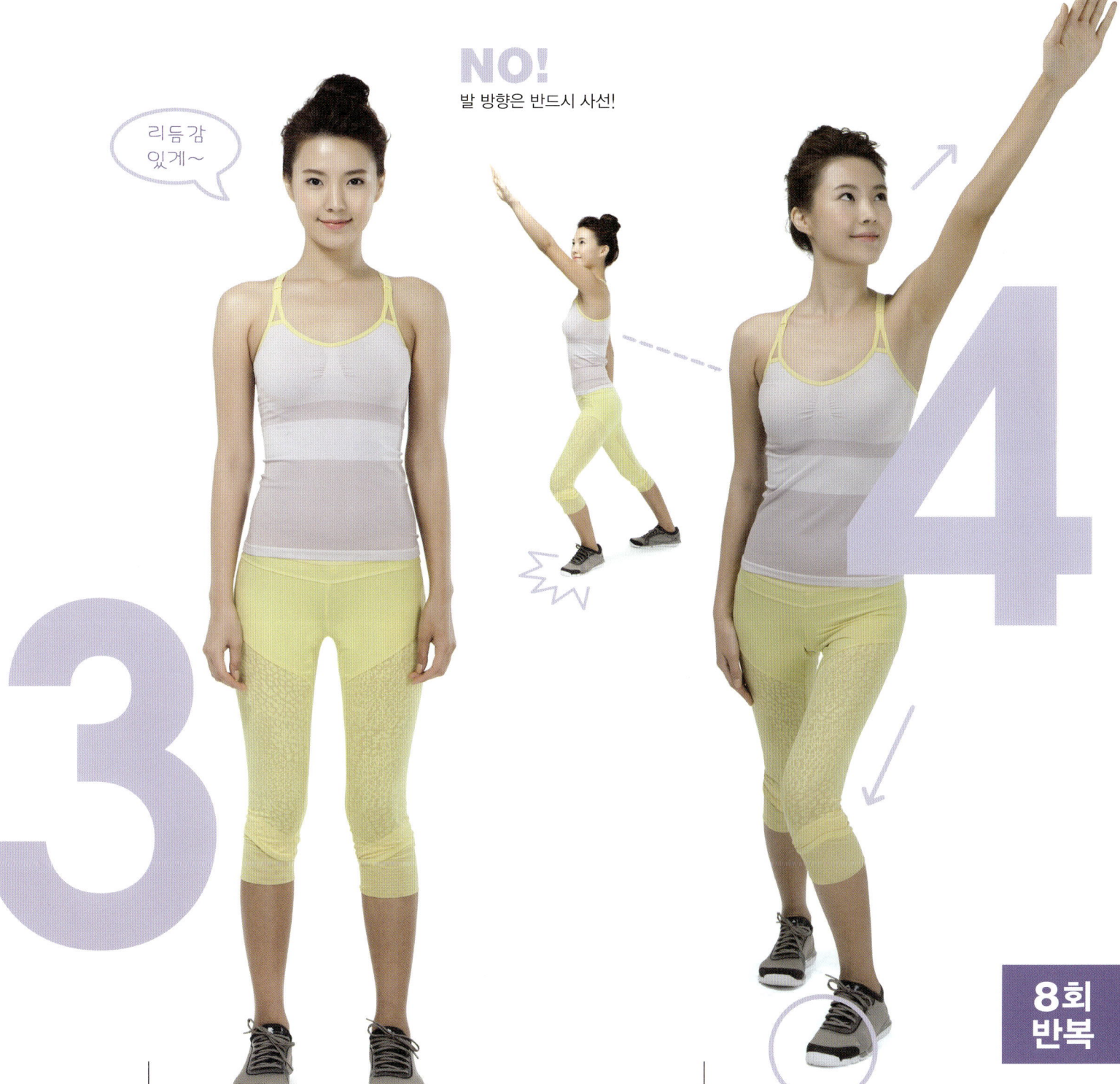

NO! 발 방향은 반드시 사선!

리듬감 있게~

8회 반복

3 처음으로 돌아오세요.

4 2번 동작을 반대 방향으로 실시하세요.
턱턱 끊어지듯 뻣뻣하게 움직이지 말고 리듬을 타면서 부드럽게~ 춤을 추듯이 동작을 반복하세요.

04 DAY 1st Week | 힙은 올리고 허벅지는 슬림하게
펑키 브리지

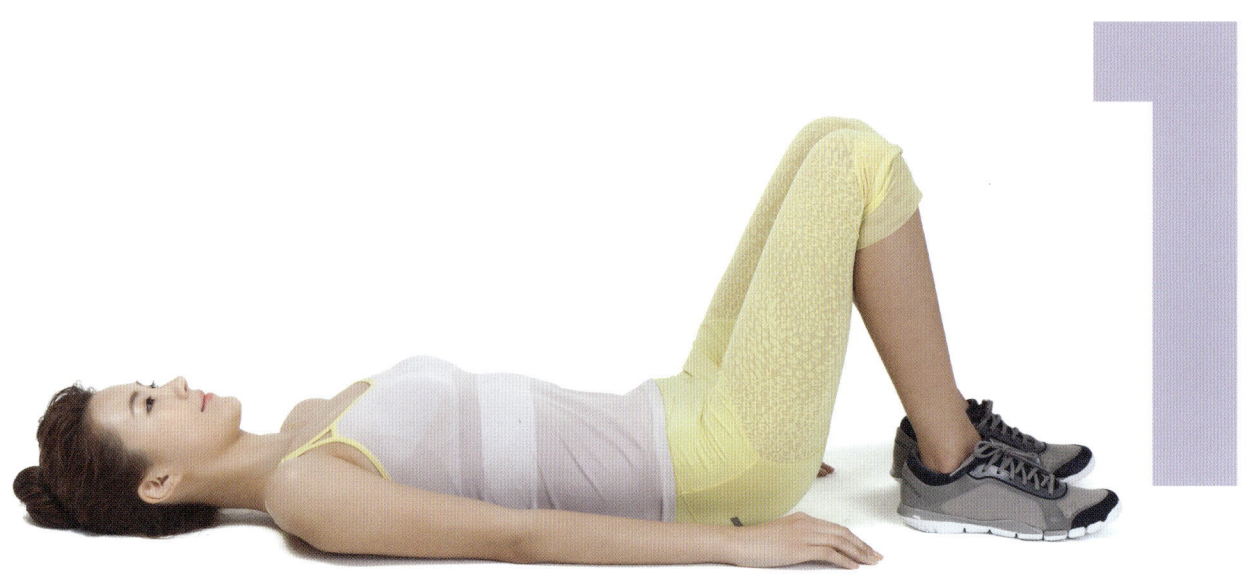

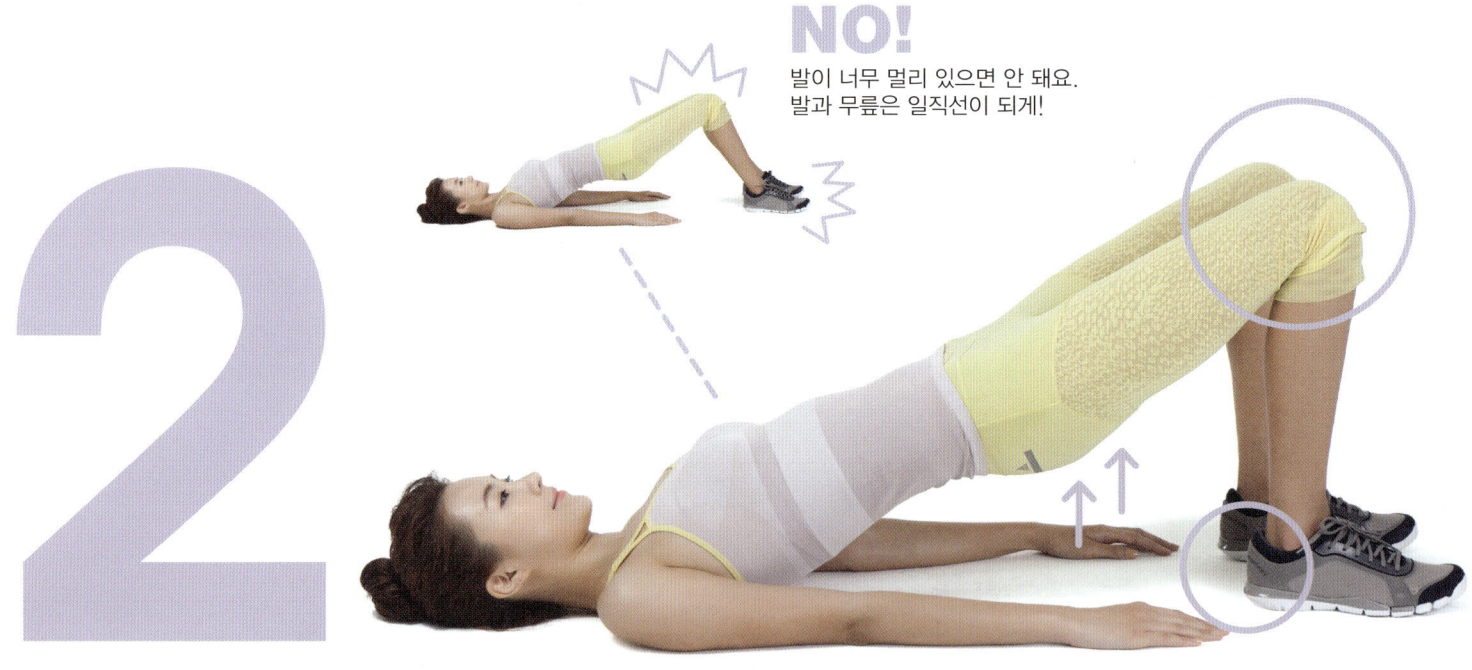

NO! 발이 너무 멀리 있으면 안 돼요. 발과 무릎은 일직선이 되게!

1 바닥에 누운 후 무릎을 구부리세요.

2 팔과 손을 바닥에 대고 엉덩이를 들어 올리세요.

엉덩이를 들었을 때 무릎 아래에 뒤꿈치가 와야 해요.

하체 근력 운동에서 빠지지 않는 브리지(Bridge) 동작에 다리 움직임을 더한 운동입니다. 힙을 탄력 있게 올려주고 허벅지 뒤쪽 라인이 일자로 쭉~ 매끈해지게 잡아줘요. 힙과 허벅지 뒤쪽 근육이 움직이는 걸 느끼면서 천천히 동작을 실시하세요.

운동 부위	운동 강도	운동 종류
힙/허벅지	약 ●―― 강	피트니스

NO!
다리를 들 때 엉덩이가 처지지 않게 주의하세요.

3

4

8회 반복

3 자세를 유지하며 한쪽 다리를 드세요.
동작이 익숙해지면 양팔을 천장 쪽으로 뻗고 실시하세요.

4 다리를 내리고 반대쪽 다리를 드세요.
다리를 내린 후에는 무릎과 가슴이 사선이 되도록 유지하면서 천천히 엉덩이를 내리세요.

05 DAY 1st Week | 날씬한 나무처럼 한들한들
슬리밍 트리

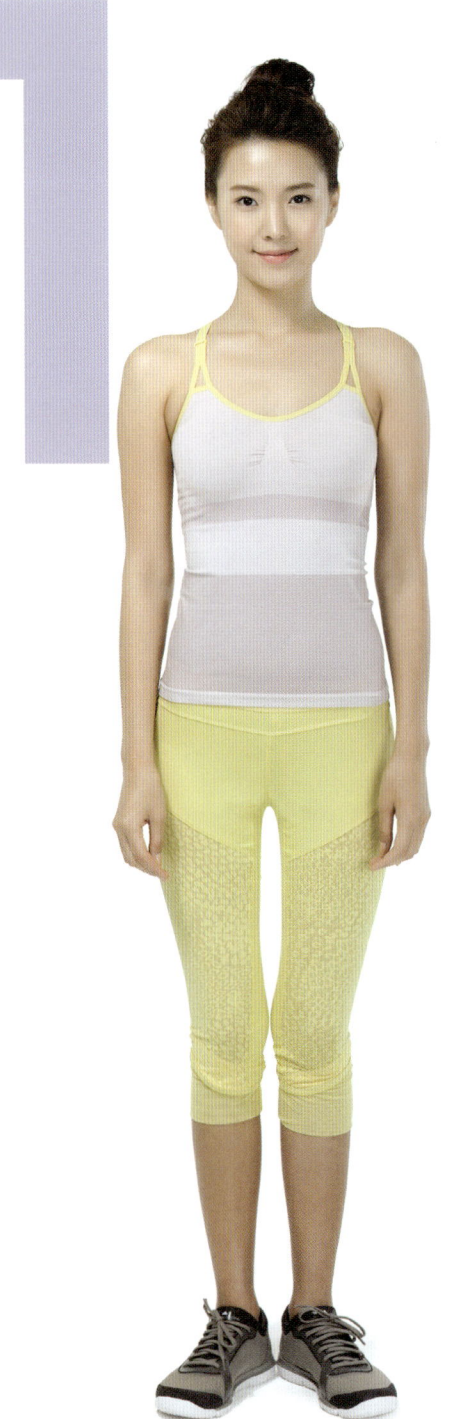

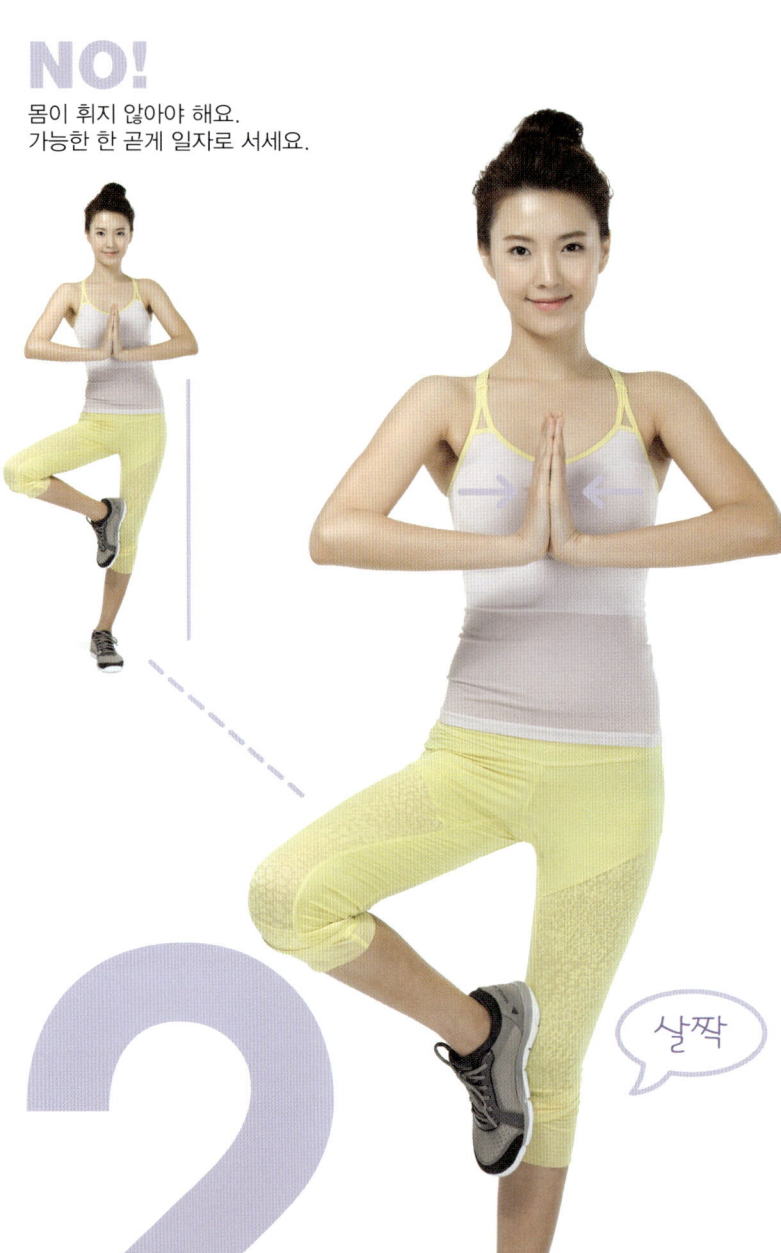

NO!
몸이 휘지 않아야 해요.
가능한 한 곧게 일자로 서세요.

살짝

1 일자로 서세요.

2 양손을 기도하듯 모으고 한쪽 발을 다른 쪽 무릎에 살짝 갖다 대세요.

가볍게 갖다 대기만 하세요. 무릎에 다리를 얹어 체중을 실으면 골반이 틀어집니다. 손은 합장한 상태로 양 손바닥을 서로 밀듯이 힘을 주세요.

요가의 대표적인 동작인 나무 자세를 살짝 변형시킨 운동이에요. 두툼한 허벅지 사이즈를 슬림하게 줄여주는 동작입니다. 날씬한 나무가 바람에 한들한들 흔들리는 느낌으로 천천히 동작을 실시해 주세요.

운동 부위	운동 강도	운동 종류
허벅지	약 ●—●—● 강	요가

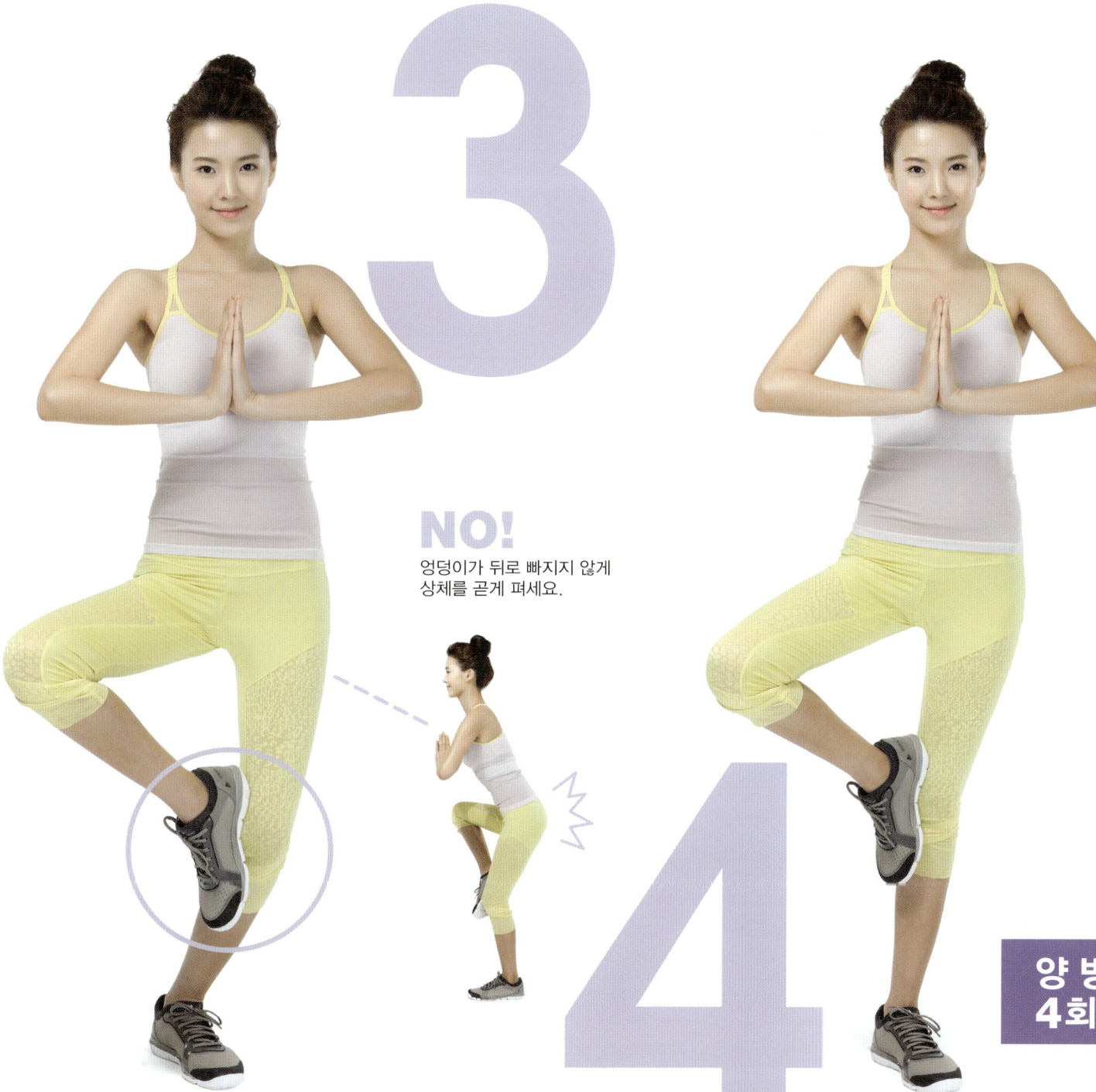

NO!
엉덩이가 뒤로 빠지지 않게 상체를 곧게 펴세요.

양 방향 **4회씩**

3 **몸을 지탱하고 있는 다리를 앞으로 살짝 구부리세요.**
반드시 배에 힘을 주고 다리를 구부리세요.

4 **천천히 다리를 펴세요.**
다리를 바꿔서 반대 방향으로 같은 동작을 실시하세요.

06 DAY 1st Week | 알통 종아리는 가라
까딱까딱 후후

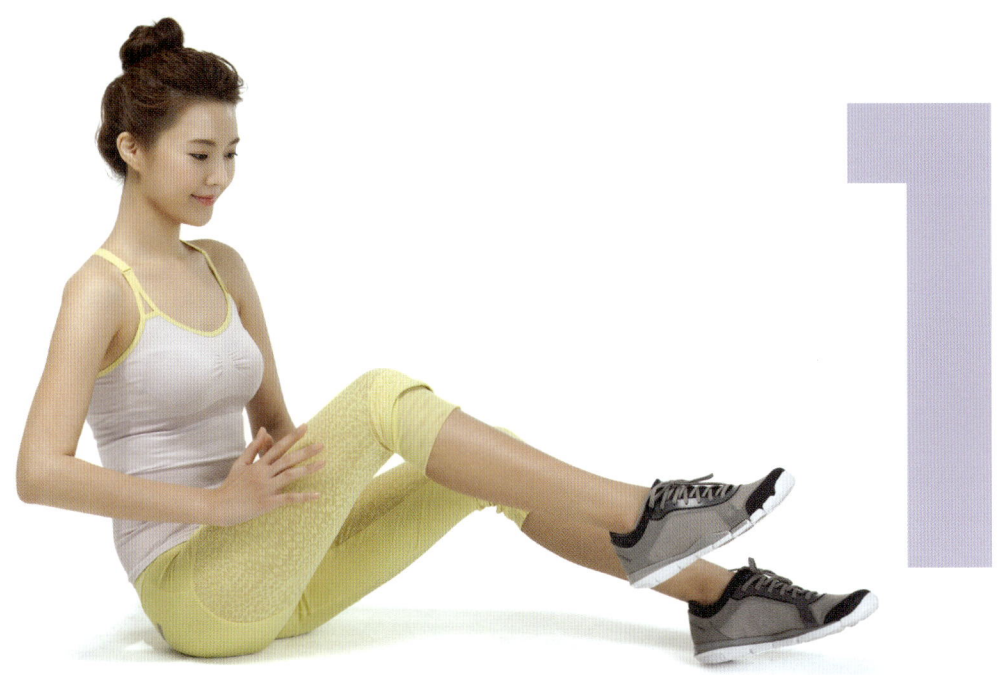

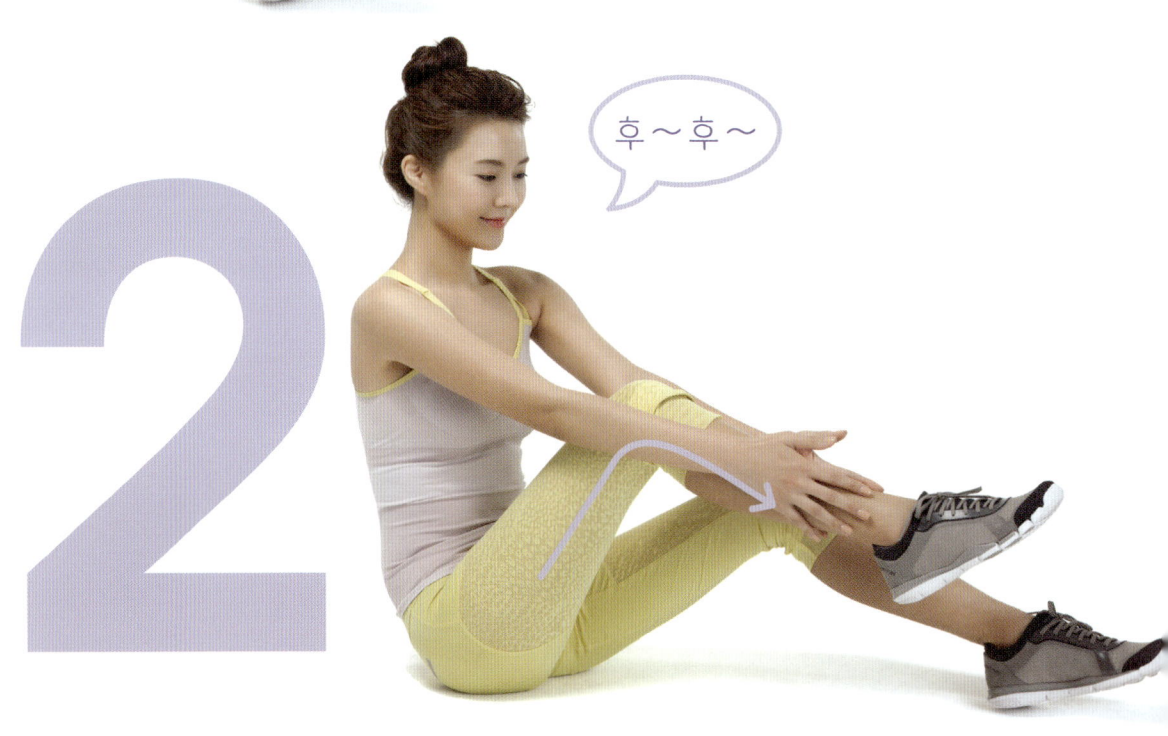

후~후~

1 바닥에 앉은 후 한쪽 다리를 양손으로 가볍게 잡고 들어 올리세요.

2 양손으로 허벅지부터 발목까지 쓸어내리세요.

호흡을 후~ 후~ 하고 내뱉으면서 손바닥의 도톰한 부위에 열이 날 때까지 쓸어내리세요. 피부를 정성껏 마사지해 주는 느낌으로!

종아리 부종을 풀어주고 다리 전체 라인을 매끈하게 잡아주는 림프관 순환운동을 알려드릴게요. 허벅지 안쪽에 있는 림프관을 자극하는 운동으로, 피부를 천천히 쓸어주는 동작만으로도 림프관이 자극돼서 순환에 도움이 된답니다. 림프관 순환이 잘 되지 않으면 혈액순환도 잘 되지 않고 색소 침착이 생기게 돼요. 겨드랑이, 팬티 라인 등이 거뭇거뭇한 것도 다 림프관 순환이 잘 되지 않아서 그런 것이랍니다.

운동 부위	운동 강도	운동 종류
종아리/다리 전체	약 ●—●—● 강	림프관 순환운동

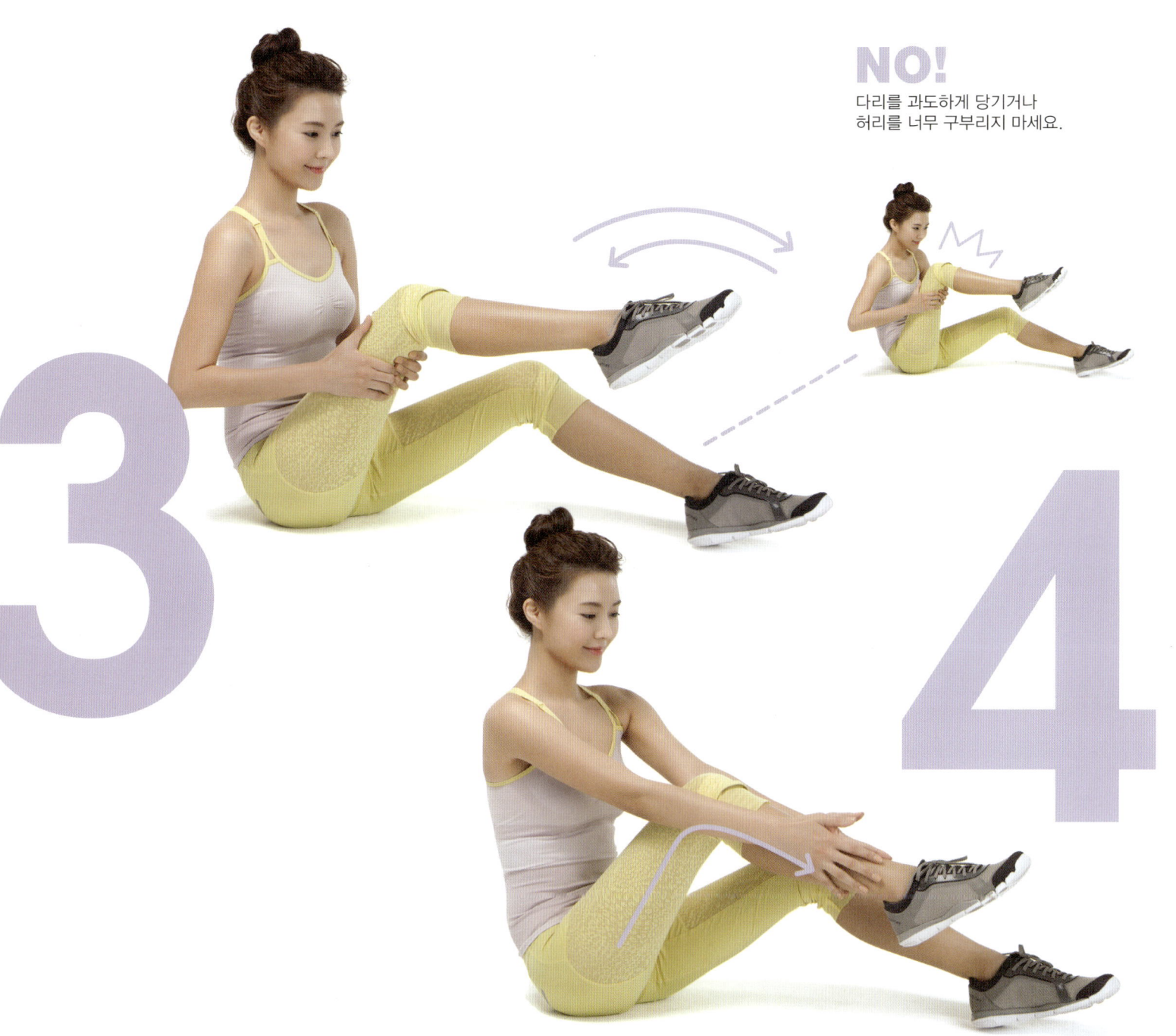

NO!
다리를 과도하게 당기거나
허리를 너무 구부리지 마세요.

양 방향 4회씩

3 양손으로 허벅지 뒤쪽을 잡고 발끝을 일자로 폈다가 몸 쪽으로 당겼다가 다시 일자로 펴세요.

발을 일자로 펼 때는, 발등을 먼저 민 후 발끝을 미는 느낌으로 천천히 힘을 주세요. 발을 당길 때는, 발끝을 먼저 당기고 발등이 따라오는 느낌으로 천천히 당기세요.

4 다시 양손으로 허벅지부터 발목까지 쓸어내리세요.

반대쪽 다리로 바꿔 같은 동작을 실시하세요.

07 DAY 1st Week RELAX TIME | 골반을 풀어주면 허리가 달라진다
레이지 댄싱퀸

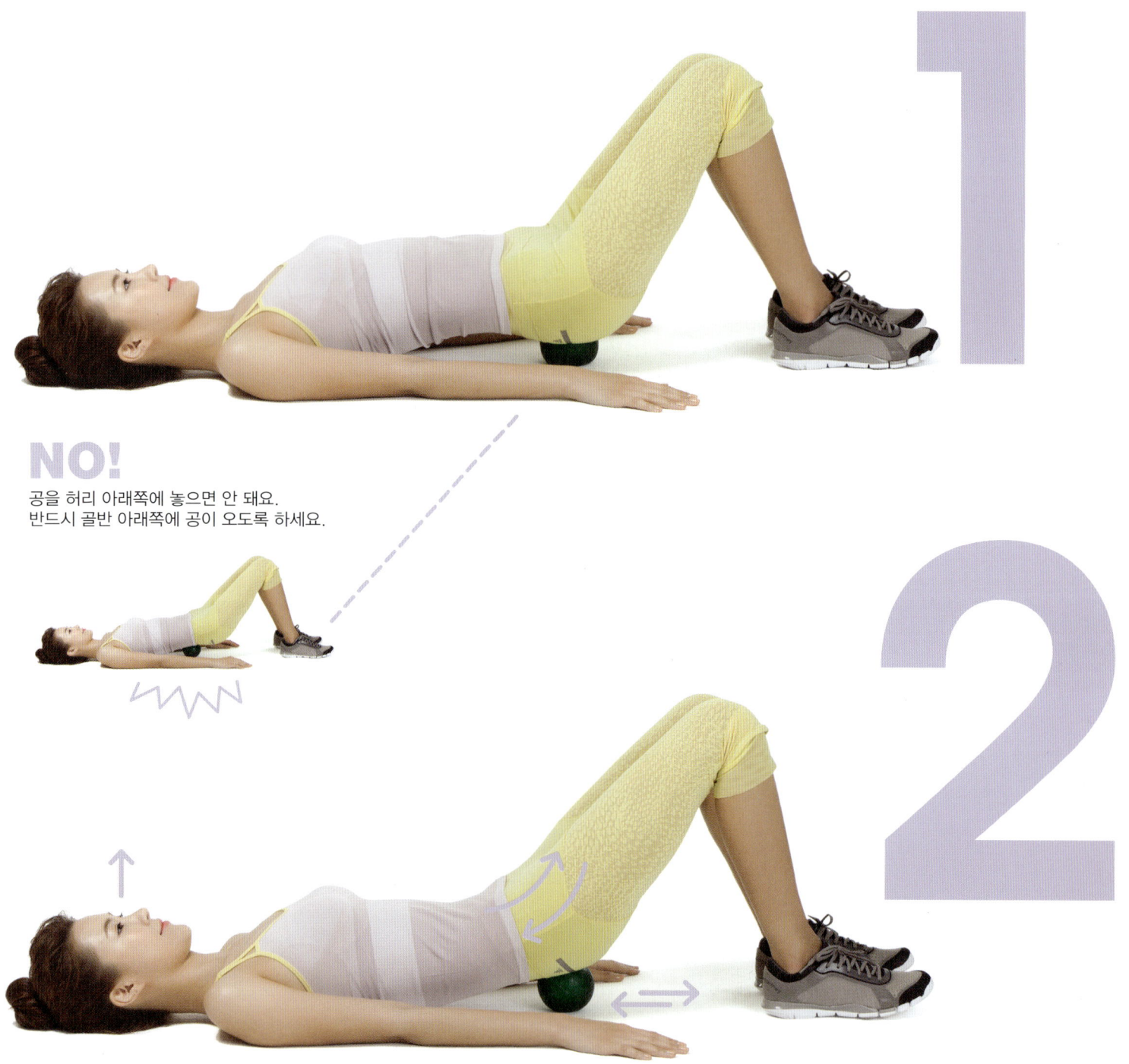

NO! 공을 허리 아래쪽에 놓으면 안 돼요.
반드시 골반 아래쪽에 공이 오도록 하세요.

1 바닥에 누운 후 엉덩이 아래에 공(탱탱볼)을 두세요.
즉 골반 아래쪽에 공이 오게 하는 거죠. 공 크기는 야구공보다 조금 큰 정도가 적당해요.

2 골반을 움직여 공을 아래위로 굴리세요.
골반을 말았다가 폈다가 하는 느낌으로 움직이면 됩니다. 다른 부위는 정지된 상태로 골반만 움직이세요. 시선은 앞을 보세요.

첫 번째 주 마지막 날입니다. 가볍게 골반을 풀어주면서 이번 주의 운동을 마무리하기로 해요. 벨리댄스를 누워서 하는 동작인데 경직된 골반을 풀어주기 때문에 자주 하면 골반의 움직임이 좋아지고 허리 라인이 예뻐진답니다. 게으른 댄싱퀸이 된 듯한 느낌으로 누워서 흔들흔들! 재밌죠?

운동 부위	운동 강도	운동 종류
골반/허리	약 ●━━━● 강	벨리댄스

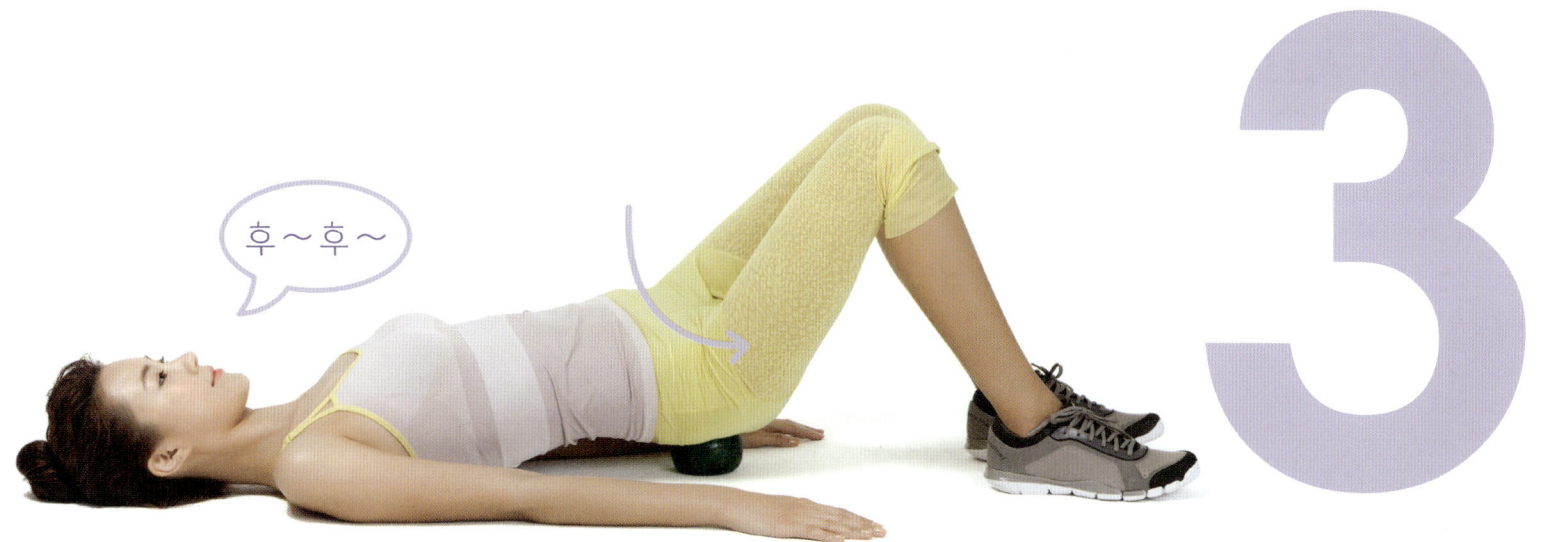

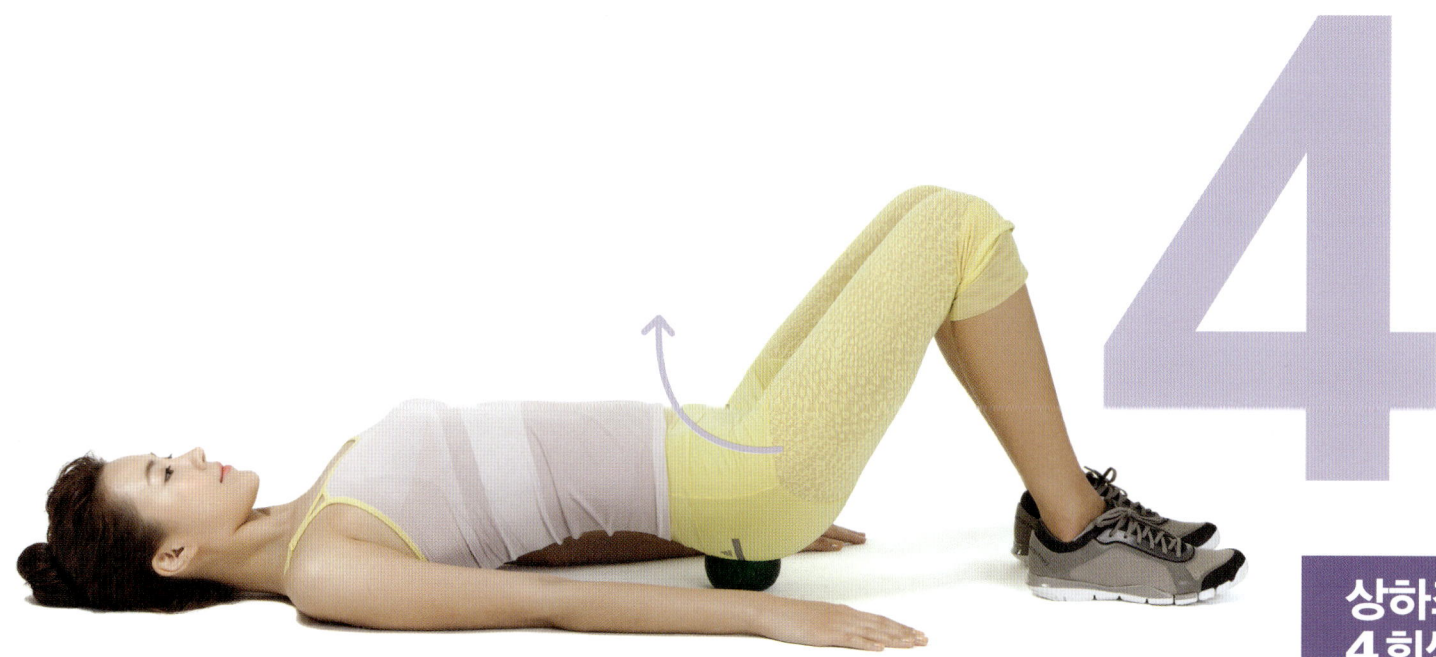

상하좌우 **4회씩**

3 **골반을 움직여 공을 오른쪽으로 굴리세요.**
숨을 천천히 후~ 후~ 내쉬면서 동작을 하세요.

4 **골반을 움직여 공을 왼쪽으로 굴리세요.**
리듬감 있게 동작을 이어서 반복하세요.

1st Week
이때쯤이면 궁금해지는 것들

Q&A 어떻게 먹어야 할까?

참지 말고 먹고 싶은 거 다 먹자!

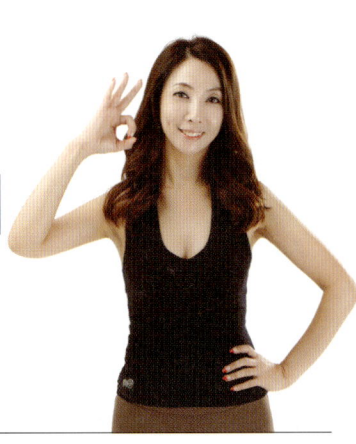

| 식단 조절은 어떻게 해야 하나요?
조절하지 마세요! 안 하던 운동 시작하는 것도 스트레스일 텐데, 먹는 것까지 조절하면 스트레스가 너무 많아져요. 그리고 '먹지 않아야 한다'는 것에서 오는 스트레스가 또 엄청나다고요. 스트레스 팍팍 받으면서 운동 해봐야 별 효과 없어요. 스트레스 호르몬이 유발하는 게 바로 폭식이랍니다.
일단 먹고 싶은 건 뭐든지~ 얼마든지~ 드세요. 삼겹살, 치킨, 과자, 피자 뭐든지 OK! 참으면 더 먹고 싶어지는 게 사람의 심리예요. 그래서 다들 괴로워만 하다가 다이어트에 실패하죠.
식단 관리 같은 거 생각하지 말고, 먹고 싶은 거 마음껏 먹으면서 운동해보세요. 그래도 괜찮아요. 조금씩 몸이 변화되는 게 느껴지면 자연스럽게 식단 조절이 된답니다. 저도 그렇게 관리하고 있고, 제가 가르치는 연예인들에게도 늘 운동 후 열심히 간식을 흡입시키고 있답니다.

| 빨리 살을 빼야 하는데… 굶는 다이어트 괜찮을까요?
목표치가 크지 않을 경우에만 OK! 즉 하루 이틀 정도 굶어서 얼굴과 몸의 부기를 빼는 정도면 괜찮아요. 연예인이나 모델들도 중요한 촬영이 있을 경우 24~48시간 정도 굶는 다이어트를 한답니다. 그러면 일시적으로 1~2kg 정도 감량 효과가 생겨서 몸과 얼굴이 슬림해 보이죠. 이런 간헐적 다이어트는 저도 중요한 날을 앞두고 틈틈이 하는 편이에요. 효과도 금세 눈에 보이고 몸에 큰 무리도 없어서, 특별히 예뻐 보이고 싶은 날이라면 해볼 만하지요.
하지만 이틀 이상은 하지 않는 게 좋아요. 몸도 안 좋아질뿐더러 역효과 99%! 굶고 나면 기름진 음식이 팍팍 당겨서 평소 안 좋아했던 나쁜 음식들을 죄다 챙겨먹게 돼요. 게다가 굶는 일수가 이틀을 넘어가면 눈도 퀭하고 얼굴이 핼쑥! 살은 빠질지 몰라도 하나도 예쁘지 않다고요. 정말 그런 걸 원츄?

| 저는 물만 먹어도 살쪄요.
NO~ NO~ 당신은 절대 안 먹지 않아요. 하루 먹은 식단 일기를 차근차근 써보세요. 몸은 절대 거짓말을 하지 않아요.

| 원푸드 다이어트 어떤가요?
요즘 연예인들의 원푸드 다이어트 성공 사례 때문에 다들 만만하게 한 번쯤 해보는 분위기인 것 같던데 절대 반대! 특히 성장기 소녀들은 Never! 영양 면에서도 불균형을 가져올뿐더러 여성 생식기에도 문제를 일으키고 골다공증, 불임 등의 원인이 될 수 있어요. 난소, 난관에 문제가 생길 수 있는데 빨리 살 빼려고 그 위험을 감수할 거예요? 진짜? 당장은 못 느낄지 몰라도 5~10년 후 후회하게 돼요. 남학생들도 요즘 원푸드 다이어트 많이 하던데 반드시 성장에 문제가 오게 됩니다.

| 발레리나들은 뭘 먹기에 그렇게 여리여리한 몸을 유지하나요?
잘 안 먹죠. 그래서 스트레스가 많아요. 겉으론 우아해 보이지만 속으론 히스테릭한 사람들이 꽤 많답니다. 먹고 싶은 걸 참는 건 누구에게나 괴로운 일이에요. 그래서 발레리나들은 껌을 씹어서 스트레스를 푸는 경우도 많아요. 턱 운동을 하면 먹고 싶은 기분이 많이 줄어들거든요. 저도 예전에 발레리나로 활동했기 때문에 먹지 못하는 스트레스가 얼마나 큰지 잘 안답니다. 경험해보니 먹지 않고 날씬한 몸을 유지하는 것보다는, 마음껏 먹으면서 열심히 운동하는 게 몸매 유지도 쉽고 훨씬 더 삶이 충만하고 행복해요.

| 한밤중에 라면 같은 야식이 먹고 싶을 때 어떻게 해야 하나요?
정말 먹고 싶다면 드세요. 대신 먹은 후에 최대한 소화가 되도록 하세요. 밤에 무언가 먹었다면 바로 자지 말고 운동을 하든 책을 보든 먹은 음식들이 소화가 된 후 잠자리에 들도록 하세요. 그리고 염분이 몸을 붓게 만드니까 야식을 꼭 먹어야 한다면 가능한 한 염분을 적게 섭취할 수 있는 메뉴를 고르세요.
이도 저도 안 되면 그냥 화끈하게 먹고 다음 날 강도 높게 운동해서 칼로리 팍팍 태워주는 거죠 뭐! 운동 강도를 높일 땐 평소보다 두 배 정도가 적당해요. 그 이상 해버리면 몸에 무리가 간답니다.

| 술을 좋아해서 살 빼기가 너무 힘들어요.
술도 칼로리가 높으니 몸매 관리에 위협이 되지요. 알코올을 과도하게 섭취하는 건 건강에 좋지 않고요. 하지만 사회생활 하려면 술 한두 잔쯤은 마셔야 할 경우도 많고 개인의 취향이기도 하니까 저는 술 역시 마시고 싶으면 마시라고 권합니다.
대신 안주를 많이 드세요. 알코올이 분해될 때 단백질 같은 영양분이 많이 필요하답니다. 기왕 먹는 거, 칼슘이 많은 치즈나 비타민과 식이섬유가 풍부한 과일을 먹으면 더 좋고요.
그리고 포인트! 술 마신 후에도 바로 잠자리에 들면 안 돼요. 늦은 시간까지 술을 마셨다면 먹은 것들이 충분히 소화될 때까지 기다렸다가 자는 것이 중요해요. 그리고 다음 날 열심히 운동해서 술과 안주로 쌓인 칼로리 팍팍 태워주는 건 당연한 일!

| 선생님이 몸매 관리를 위해 챙겨 드시는 음식은 뭔가요?
몸의 부기 빼는 데는 호박이 참 좋아요. 맛도 있고! 일단 뭐든 맛있게 먹을 수 있어야 하죠. 호박은 포만감도 쉽게 느껴져서 개인적으로 많이 먹는 편이에요. 식이섬유가 풍부한 우뭇가사리도 많이 먹고요.
간식으로는 초콜릿을 자주 먹어요. 여자들은 몸매 관리할 때 '단 것'은 무조건 피해야 한다고 생각하는데 먹고 싶을 땐 먹어줘야 해요. 그 순간 몸이 필요로 하는 것이니까요. 초콜릿 아~무리 많이 먹어도 운동 하니까 살 안 찌더라고요.
잔멸치도 강추! 짜지 않은 걸 준비해두고 간식처럼 매일 드세요. 칼슘 영양제가 따로 필요 없죠. 호두, 아몬드 같은 견과류도 주전부리용으로 아주 좋아요.
다시 한 번 강조하지만, 괜히 조바심에 굶다가 살은 더 찌고 삶은 피폐해져요. 먹고 싶으면 기분 좋게 먹고 조금 더 신경 써서 운동하면 몸매 관리는 충분히 가능해요. 몸매를 가꾸는 것도 다 행복하자고 하는 일이니까요. 먹고 싶은 건 언제든 먹을 수 있다는 생각만으로도 '집착'이 사라져요. 이건 다이어트의 성공과 실패를 좌우하는 무척 중요한 포인트죠. 그러다 보면 스스로 식단을 조절할 수 있게 되고 그것이 생활이 되면 전혀 불편하지 않아요. 그러니까 가능한 한 행복하게 하자고요!

2nd WEEK
08-14 DAY

30일 운동 2주차 하체편

워밍업은 끝! 이제 본격적으로 출발해 볼까요? 2주차는 허벅지 근력 운동과 힙업 운동 위주로 진행됩니다. 한국 여성이라면 누구나 고민하는 하체 비만, 이제 화끈하게 끝내버리기로 해요. 슬림한 꿀벅지와 봉긋한 힙을 그대에게! 자, 갑시다.

08 DAY 2nd Week | 비뚤어진 다리 라인을 예쁘게
레그서클

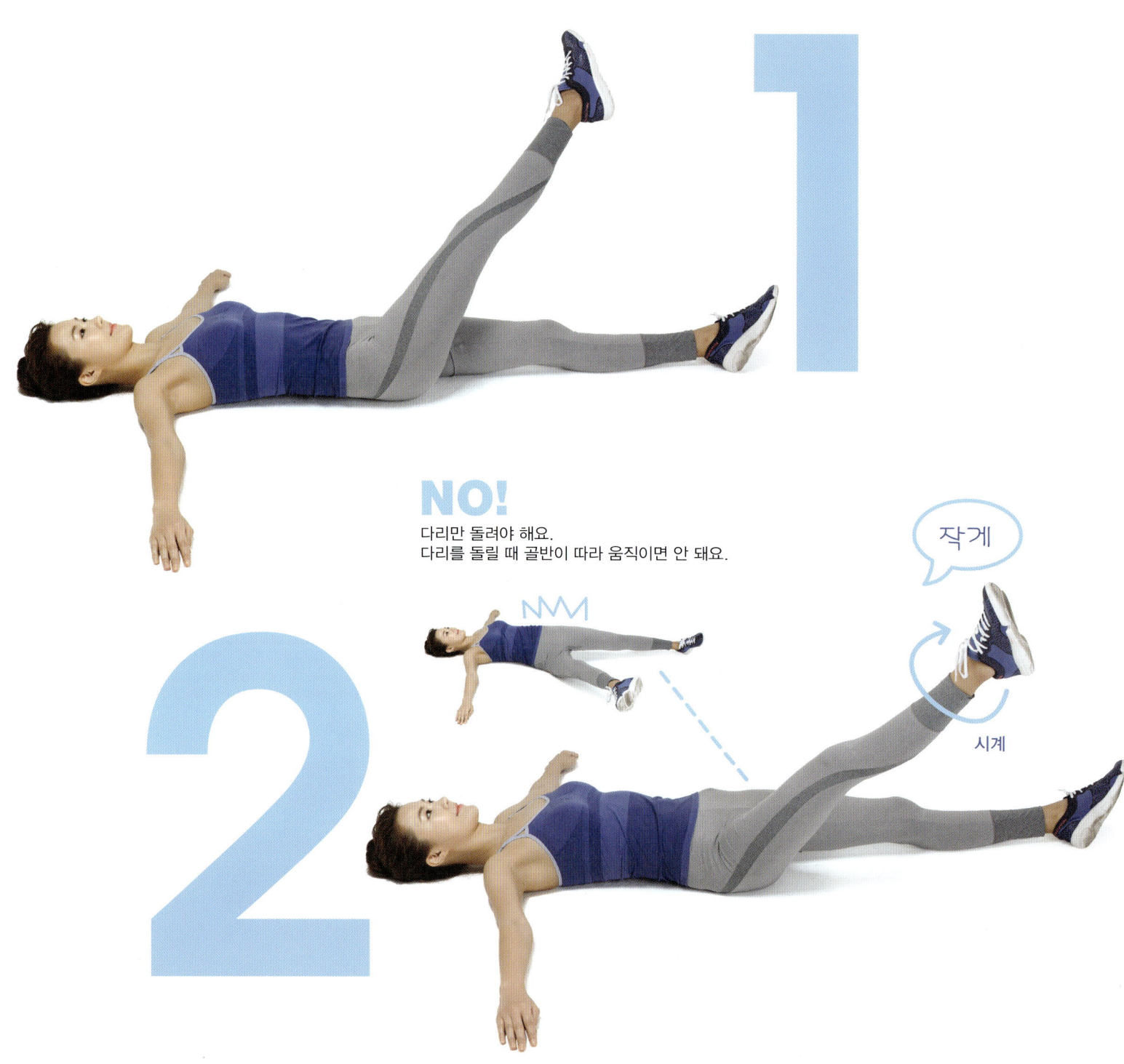

NO! 다리만 돌려야 해요.
다리를 돌릴 때 골반이 따라 움직이면 안 돼요.

작게 / 시계

1 바닥에 똑바로 누운 후 팔을 양쪽으로 펴고 한쪽 다리를 천장을 향해 드세요.

2 들고 있는 다리로 원을 작게 2회 시계 방향으로 그리세요.
안쪽으로 다리를 돌릴 때 엉덩이가 바닥에서 떨어지지 않게 주의하세요.

한쪽 다리에 체중을 싣고 삐딱하게 서 있는 분들 많지요? 일명 짝다리! 하지만 절대 금물이에요. 이런 자세가 습관이 되면 다리 라인의 균형이 깨지고 골반에 통증이 오게 된답니다. 다리로 원을 그리는 간단한 동작으로 비틀어진 다리 라인을 예~쁘게 바로잡아 봅시다.

운동 부위	운동 강도	운동 종류
골반/다리	약●─●─●─● 강	필라테스

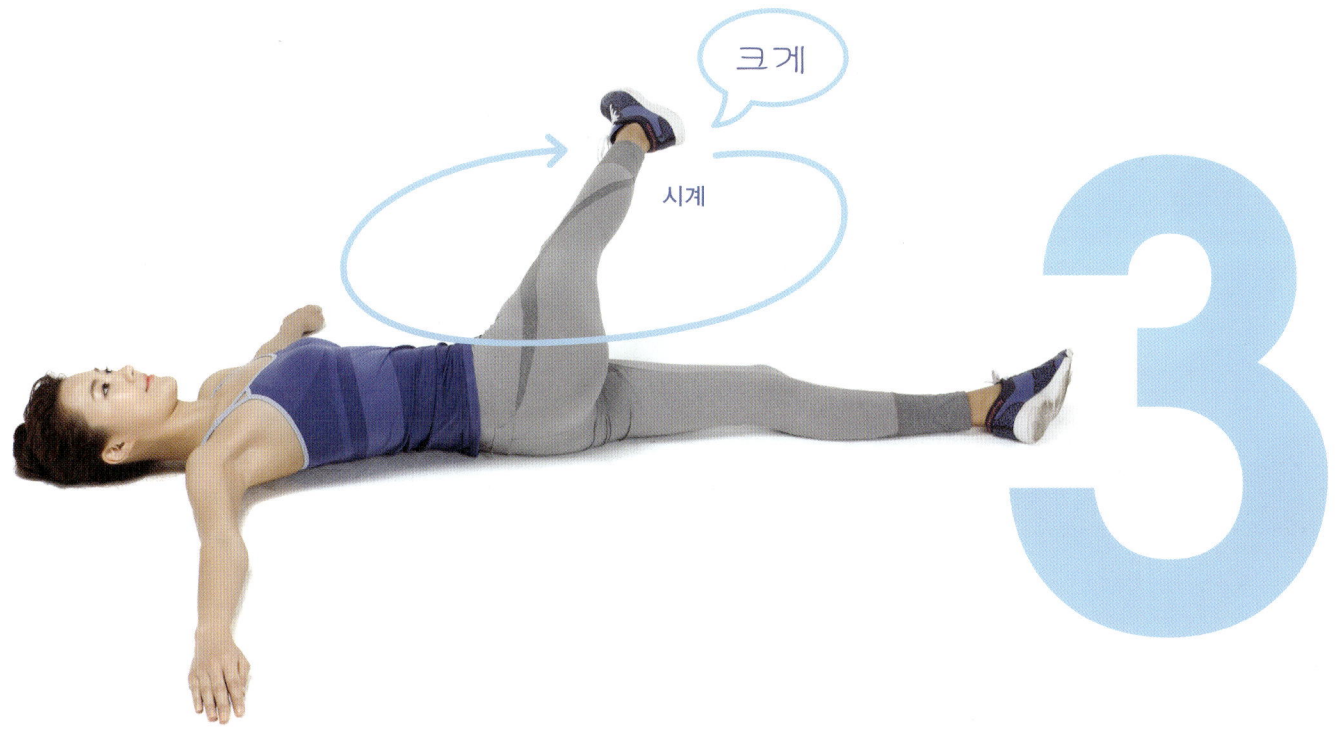

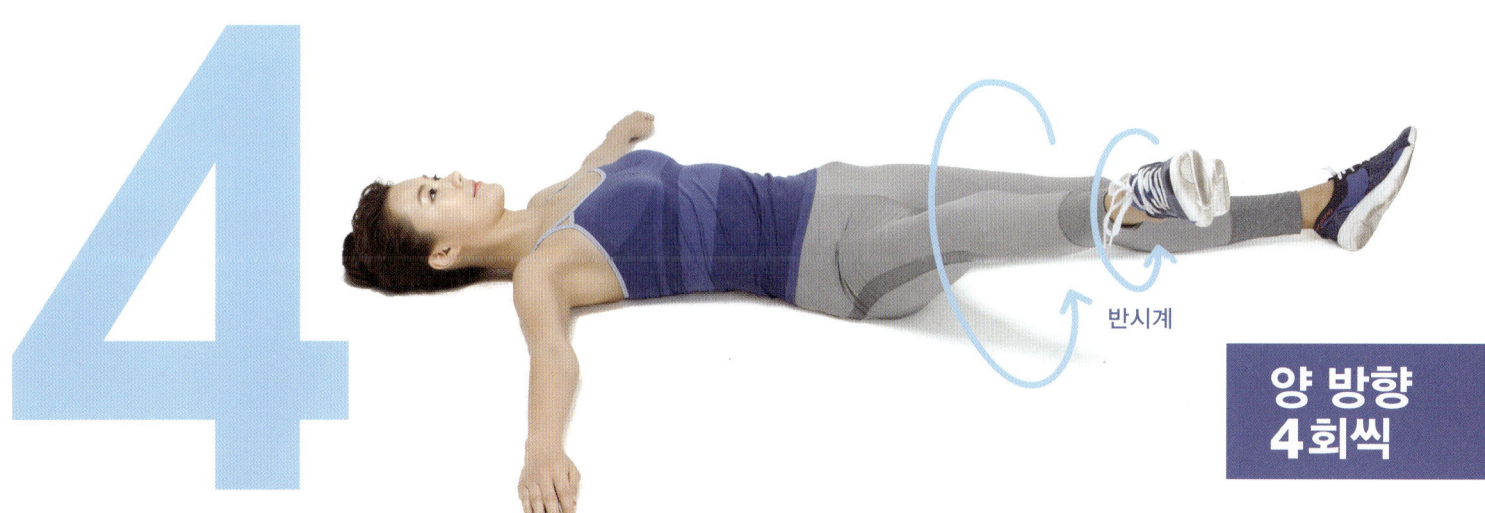

양 방향 4회씩

3 들고 있는 다리로 원을 크게 2회 시계 방향으로 그리세요.

바깥쪽으로 다리를 크게 돌릴 때 엉덩이가 바닥에서 자연스럽게 떨어져야 해요. 엉덩이가 바닥에 붙어 있을 때와 떨어져 있을 때가 확실히 구분돼야 해요.

4 아까와 반대 방향으로 작은 원, 큰 원을 각각 2회씩 그리세요.

힘들면 줄넘기에 발을 걸고 손잡이를 잡은 후 원을 그리면 쉽답니다. 반대쪽 다리도 똑같이 실시하세요.

09 DAY 2nd Week

뒤태가 예뻐야 진짜 미인이지
섹시 트라이앵글

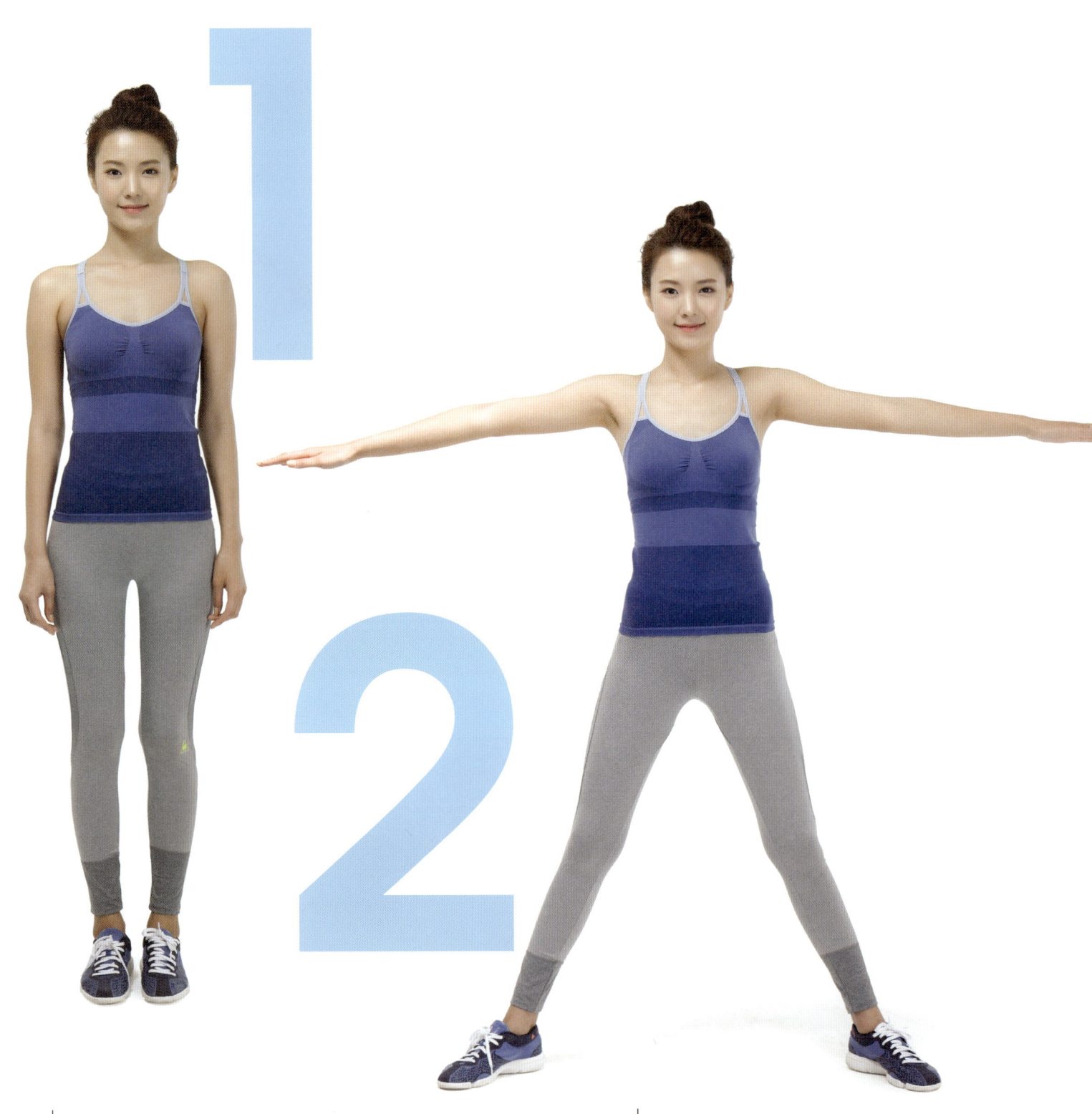

1 앞을 보고 바르게 서세요.

2 양발을 옆으로 벌리고 팔도 양옆으로 넓게 벌리세요.

보통 자기 눈에 보이는 앞모습만 신경을 쓰는데, 의외로 사람들은 뒤태를 많이 본답니다. 요가의 삼각 자세로 힙에서 다리로 이어지는 뒤쪽 실루엣을 매끈하게 늘려 볼까요? 이 운동을 많이 하면 뒤태가 예뻐지고 허벅지에 붙은 울퉁불퉁 셀룰라이트도 싹~ 사라집니다.

운동 부위	운동 강도	운동 종류
다리 뒤쪽/힙	약 ●—●—● 강	요가

NO!
엉덩이가 뒤로 빠지면
다리 스트레칭이 제대로 되지 않아요.
고개는 아래를 향하면 안 돼요.
시선은 천장으로!

3
한쪽 다리를 바깥쪽으로 구부리세요.
반대쪽 다리는 곧게 쭉 펴세요.

4
한쪽 팔은 구부린 다리를 잡고 한쪽 팔은 천장을 향하게 해서 몸을 돌리세요.
시선은 천장을 향하세요.
반대 방향으로도 똑같이 실시하세요.

양 방향 4회씩

10 DAY 2nd Week

다리가 길어 보이게 힙업
런지 로테이션

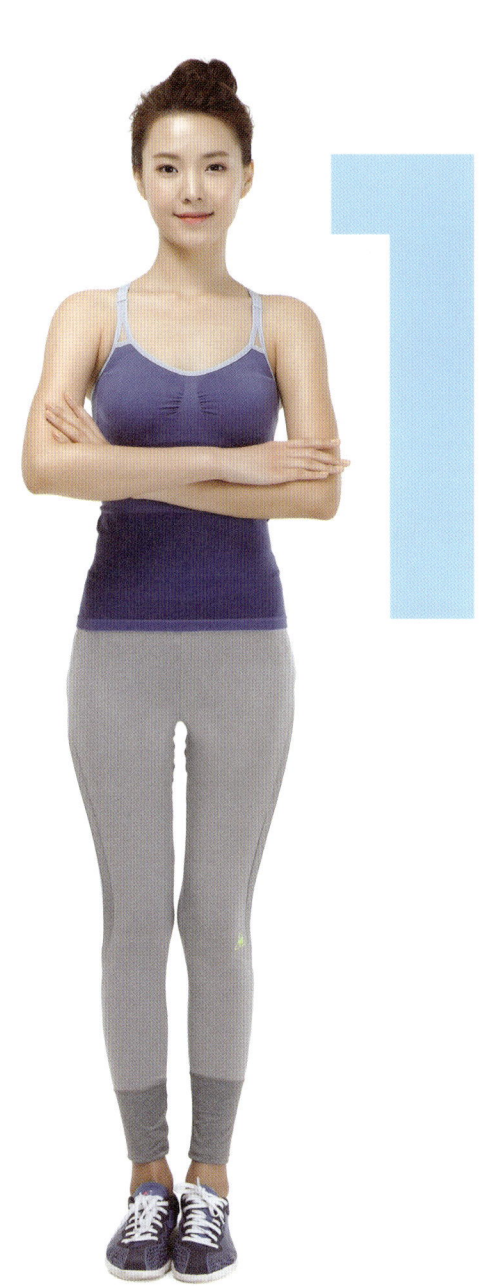

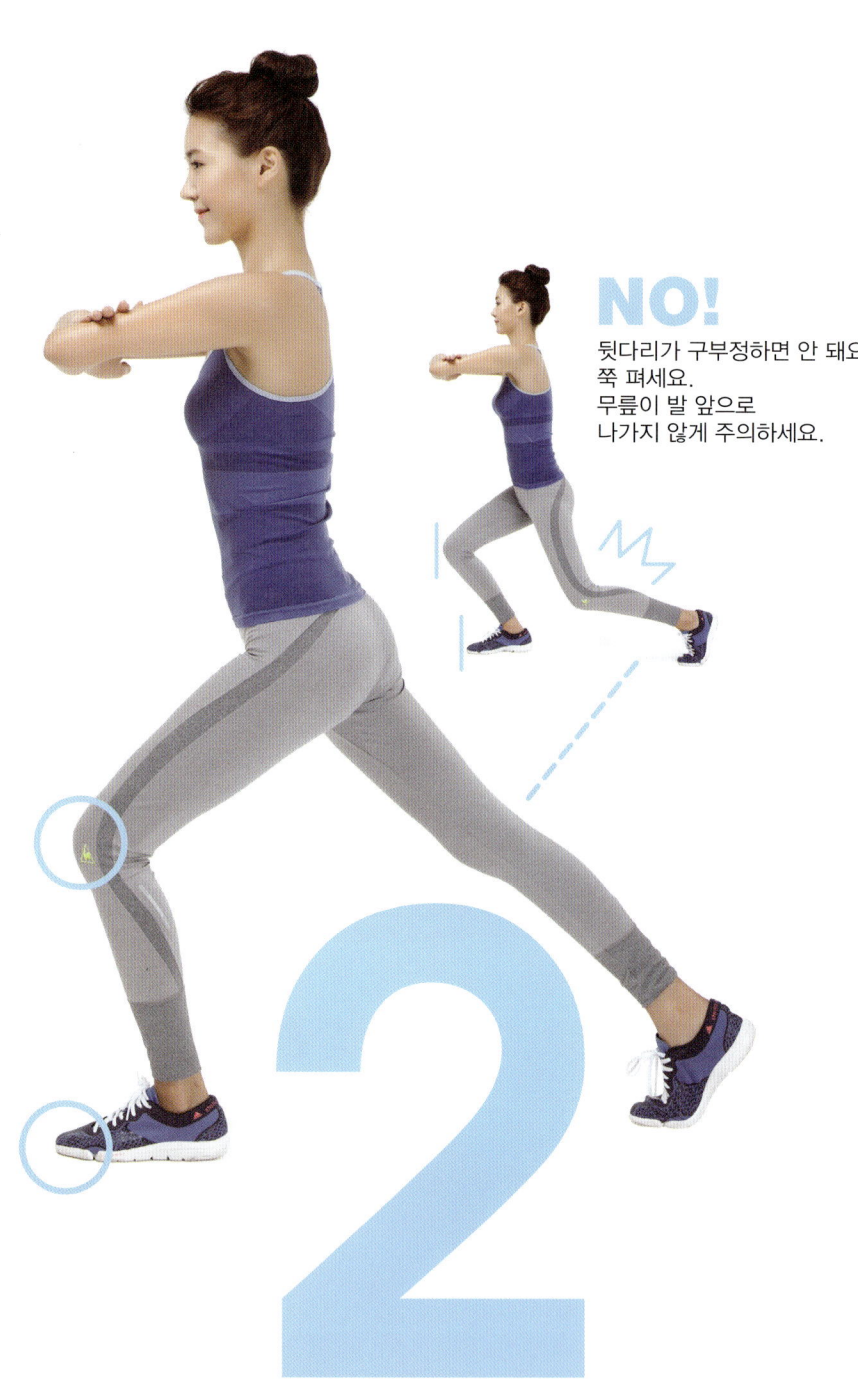

NO!
뒷다리가 구부정하면 안 돼요.
쭉 펴세요.
무릎이 발 앞으로
나가지 않게 주의하세요.

1 똑바로 선 후 팔짱을 끼세요.

2 한쪽 다리를 앞으로 내밀어 구부리고
다른 쪽 다리는 뒤로 쭉 뺀 후
팔꿈치를 가슴 앞으로 드세요.

발을 앞으로 너무 많이 내밀지 마세요.
앞으로 내민 발과 무릎이 거의 일직선을
이뤄야 해요. 무릎이 엄지발가락보다
앞으로 가게 되면 무릎에 무리가 간답니다.

하체 운동으로 유명한 런지(Lunge)에 로테이션 동작을 더해서 날씬한 허벅지를 만들고 힙을 업 시켜 볼까요? 키가 아담한 분들은 특히 주목! 힙이 올라가면 자동적으로 다리가 길~어 보인답니다. 키가 작으면 다리를 슬림하게 하는 운동보다 힙업 운동을 많이 하는 게 더 효과적이에요.

운동 부위	운동 강도	운동 종류
허벅지 앞뒤/힙	약 ●―― 강	피트니스

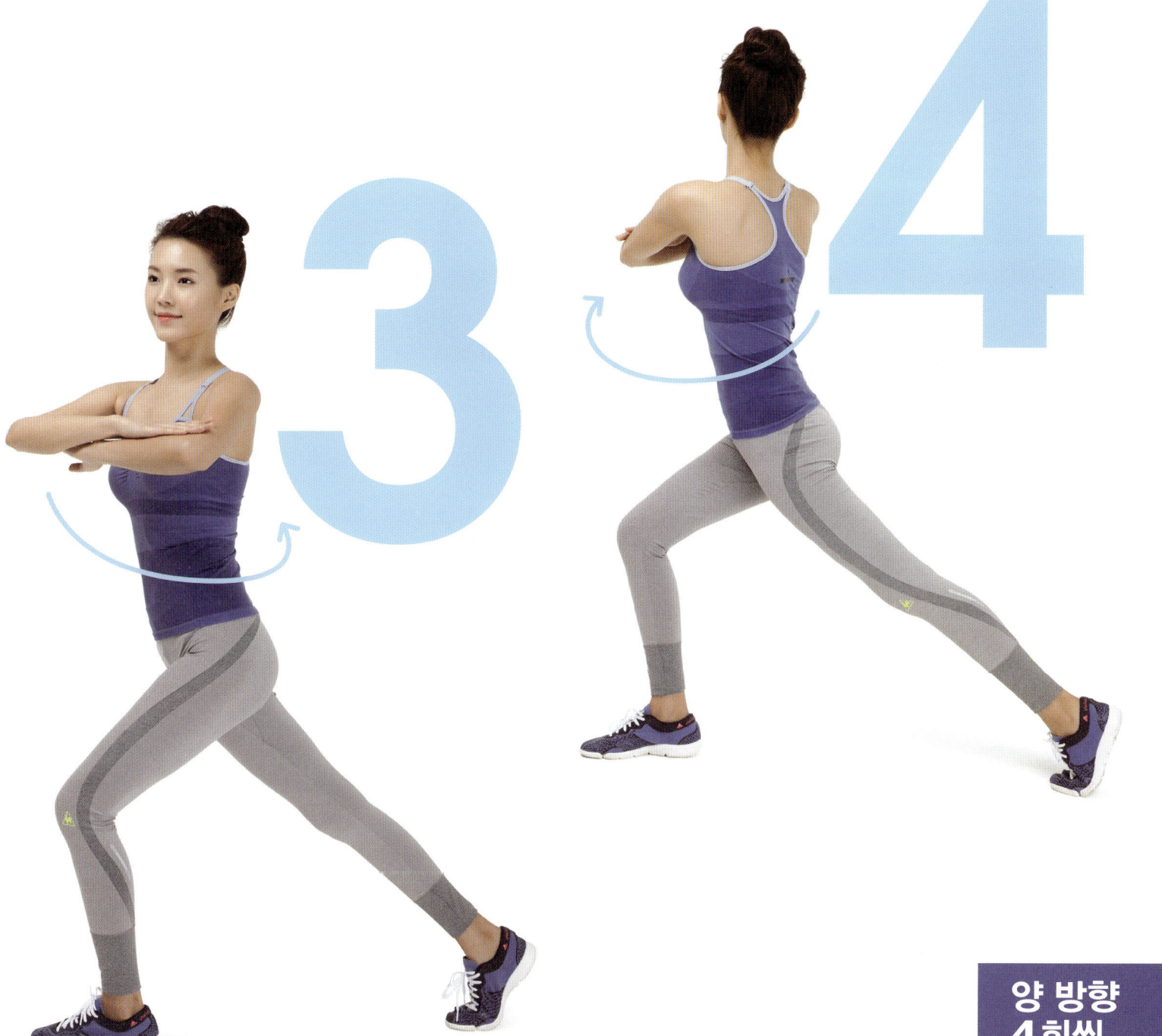

양 방향 4회씩

3 몸통을 바깥쪽으로 천천히 돌리세요.
힙을 뒤로 빼지 마세요.
힙에 힘을 주고 동작을 실시하세요.

4 몸통을 반대쪽으로 천천히 돌리세요.
다리를 반대로 바꾸고 왼쪽, 오른쪽으로 몸통을 돌리세요.

11 DAY 2nd Week | 청바지 화보처럼 봉긋한 힙으로
더블 레그킥

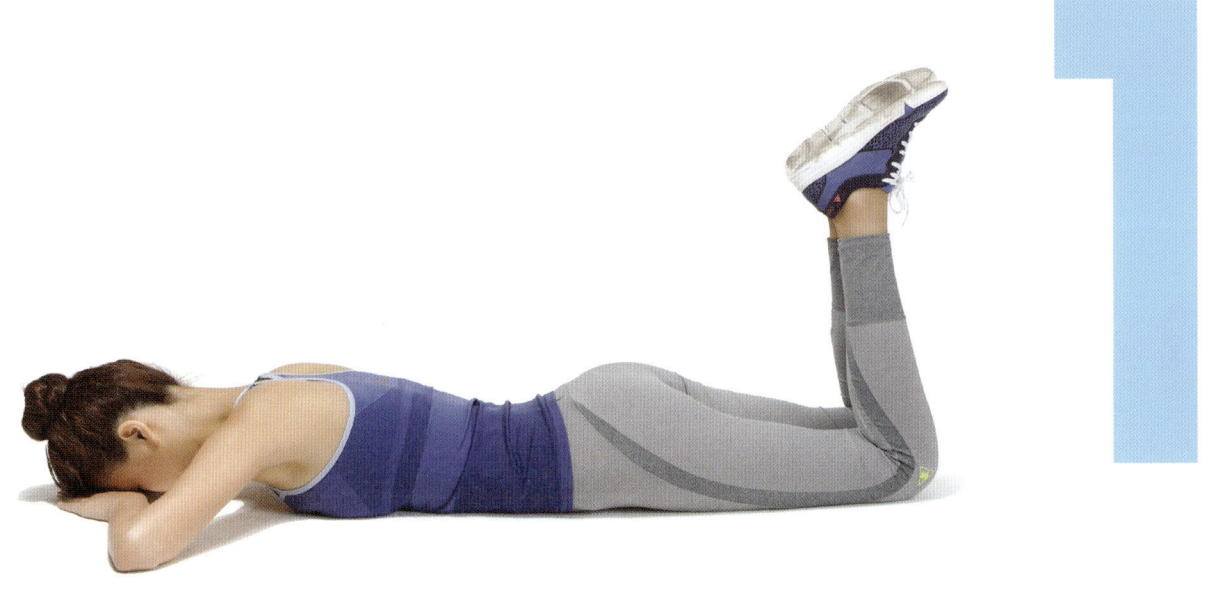

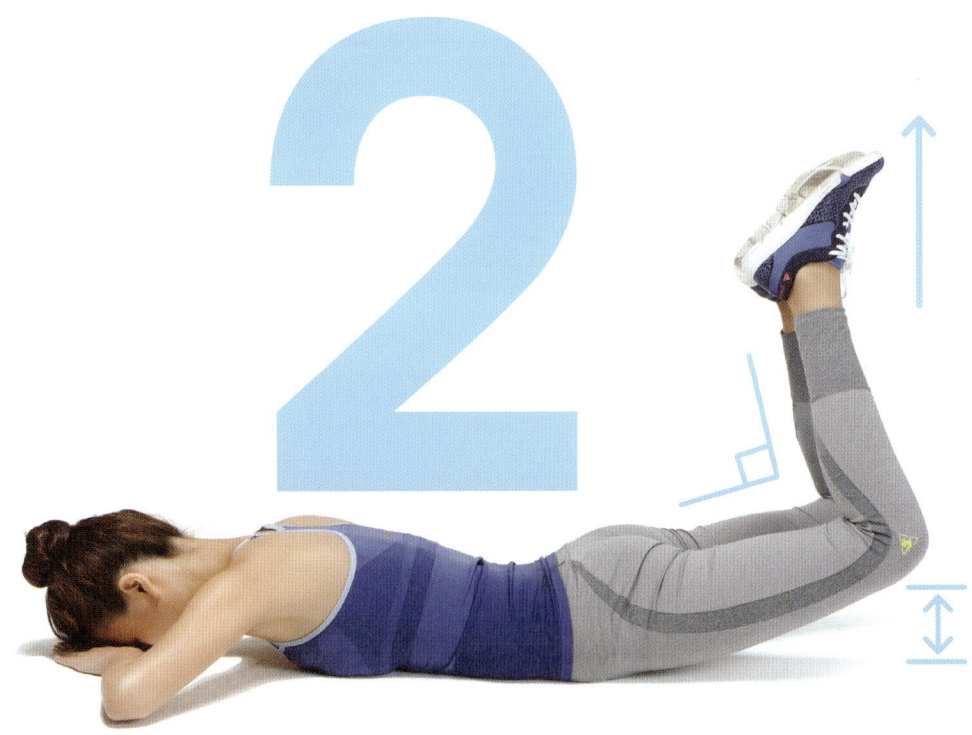

1 바닥에 엎드린 후 양손은 가지런히 이마에 가져다 대고 두 다리를 붙인 다음 다리를 위로 구부리세요.

2 발끝이 천장을 향하게 한 후 엉덩이를 조이고 발끝을 들어 올리고 4초 버티세요.
무릎이 바닥에서 살짝 뜰 정도로!
다리 모양은 직각이 되도록!
무릎을 너무 힘껏 구부리지 마세요.

청바지 광고사진을 보면 모델이 뒤돌아선 후 상체를 앞으로 돌리고 있는 경우가 많죠. 왜냐면 청바지 입었을 때 포인트가 바로 봉긋하게 튀어나온 힙이기 때문이죠. 그런 힙. 우리도 만들어 보자고요! 납작한 힙은 볼록하게, 볼록한 배는 납작하게 만들어줄 운동입니다.

운동 부위	운동 강도	운동 종류
힙/앞쪽 허벅지	약 ●──●──● 강	필라테스

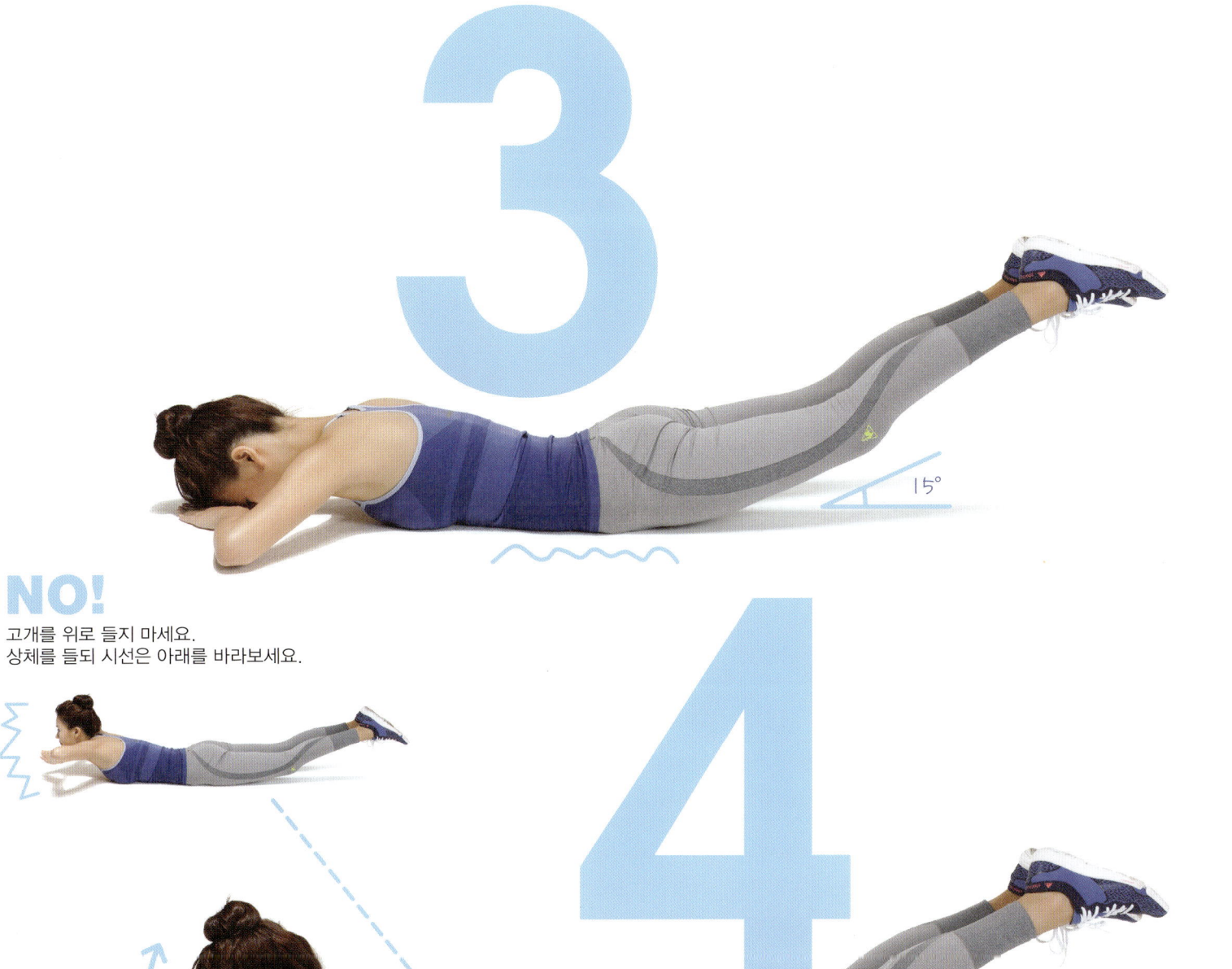

NO!
고개를 위로 들지 마세요.
상체를 들되 시선은 아래를 바라보세요.

8회 반복

3 다리와 바닥이 15도를 이룰 정도로 다리를 펴고 4초 버티세요.
복부에 힘을 줘야 버틸 수 있어요. 배꼽으로 포도알을 쥐는 느낌으로 힘을 꼭! 주세요.

4 다리를 편 상태에서 상체를 약간 들고 4초 버티세요.
무릎은 붙어 있을수록 좋아요. 하지만 잘 되지 않는다면 조금 벌려도 괜찮아요. 시선은 아래로!

12 DAY | 웰컴 투 꿀벅지
2nd Week | **허니 트위스트**

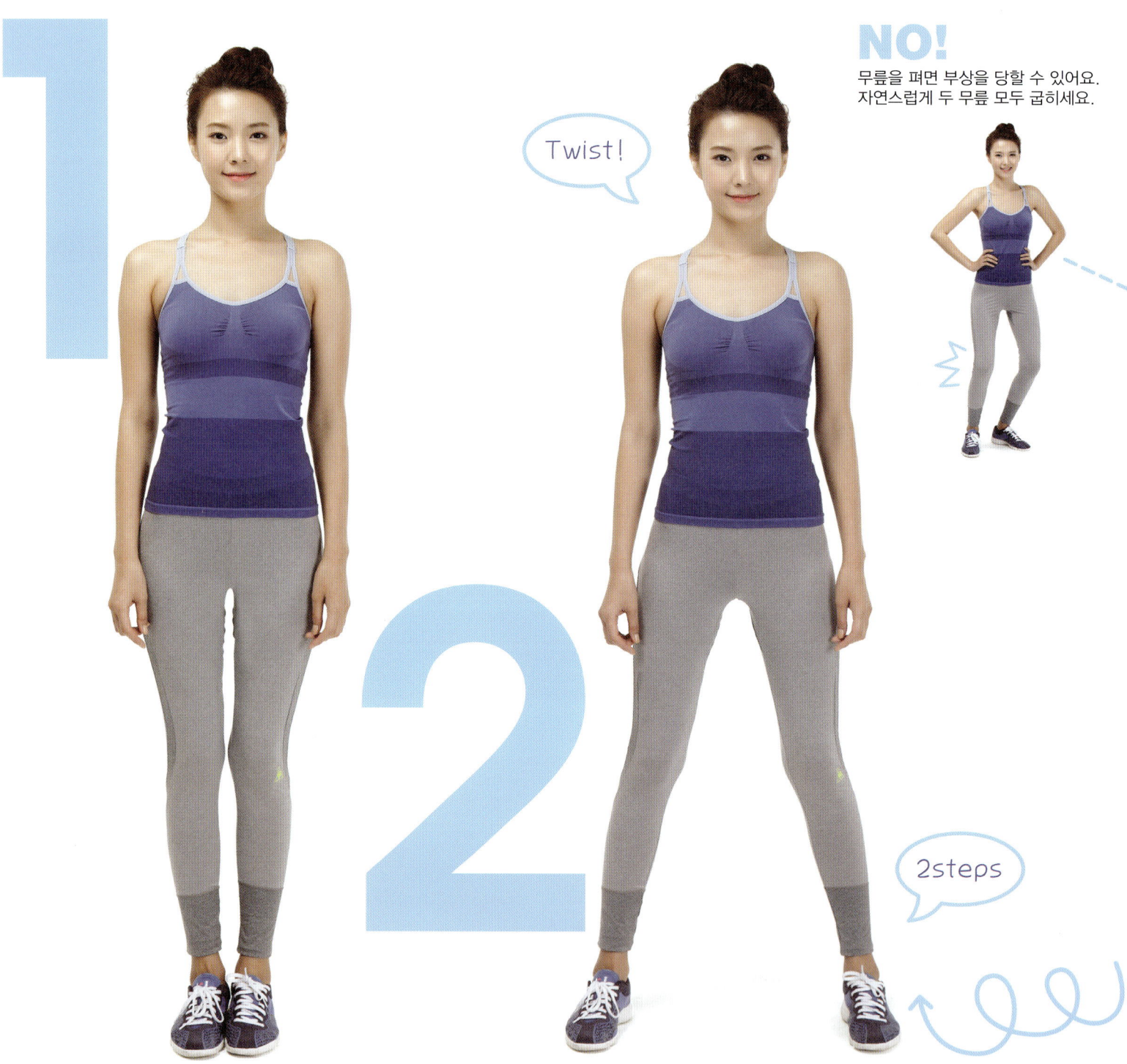

1 앞을 보고 바르게 서세요.

2 발을 어깨너비로 벌리고
한쪽 방향으로 투 스텝 가세요.
춤 동작이니까 리듬감 있게!
경쾌하게! 원투!

NO! 무릎을 펴면 부상을 당할 수 있어요.
자연스럽게 두 무릎 모두 굽히세요.

꿀벅지는 허벅지가 두툼한 게 아니라 전체적으로 동~그랗게 예쁜 모양을 이루면서 탄력 있게 라인이 짝 잡아진 걸 의미한답니다. 요즘 세계적으로 인기몰이 중인 다이어트 댄스, 줌바(Zumba)로 튀어나온 허벅지 살을 정리하고 동그랗고 예쁜 라인을 만들어 보세요. 렛츠 트위스트!

운동 부위	운동 강도	운동 종류
허벅지 앞뒤/골반	약 ●─○──● 강	줌바

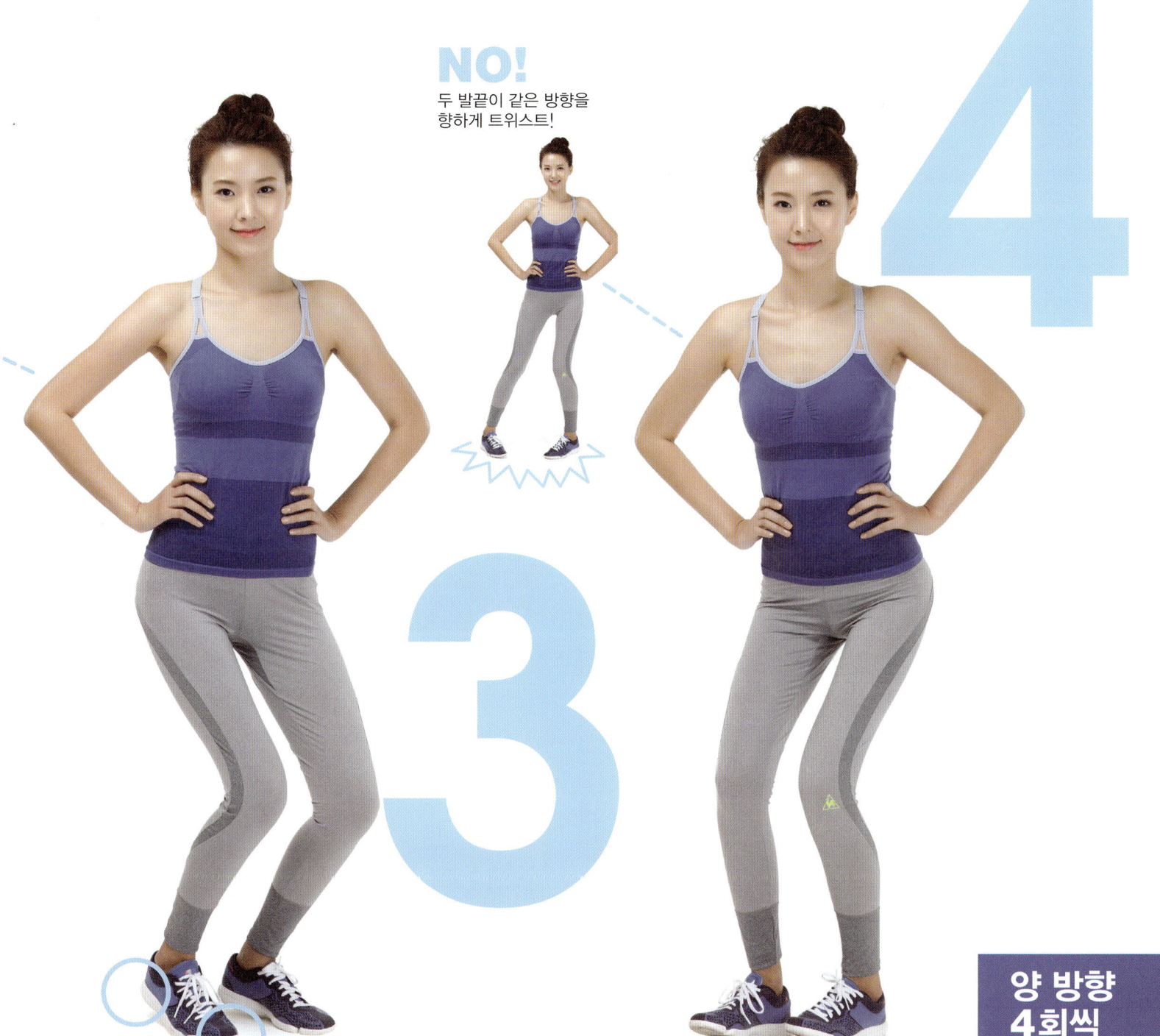

NO!
두 발끝이 같은 방향을 향하게 트위스트!

양 방향 **4**회씩

3 허리에 손을 얹고 무릎을 구부리고 앞꿈치와 뒤꿈치를 번갈아 지그재그로 움직이면서 옆으로 가세요.

앞꿈치를 디딜 때는 뒤꿈치를 들고, 뒤꿈치로 디딜 때는 앞꿈치를 드세요. 체중을 엄지발가락에 실었다가 뒤꿈치에 실었다가 하면서 옆으로 가는 거예요.

4 지그재그를 4회 연속으로 그리며 트위스트 추듯이 옆으로 가세요.

반대 방향으로도 실시하세요.

13 DAY 2nd Week | 한 발로 서서 다리 돌리기
롱드장브

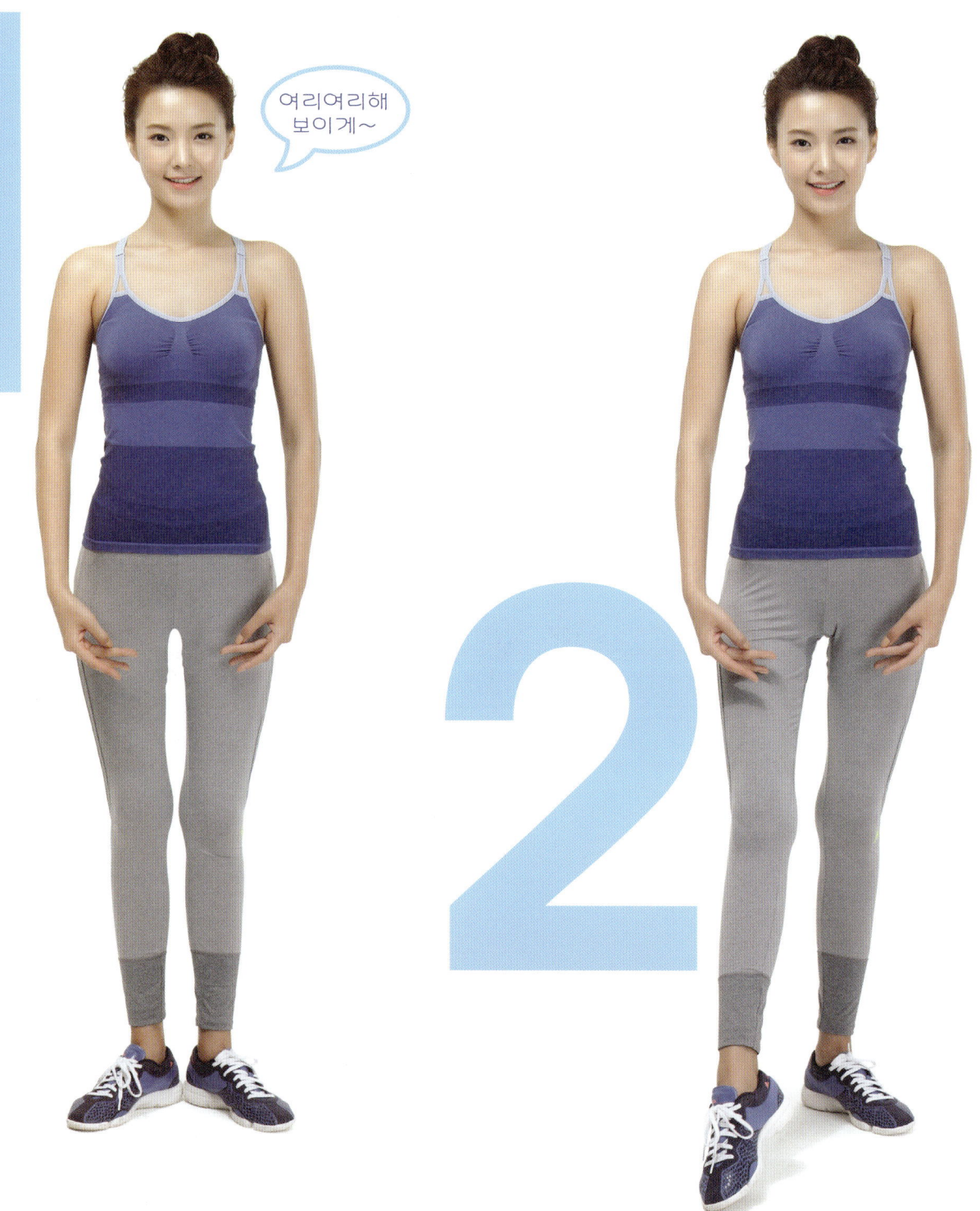

여리여리해 보이게~

1 뒤꿈치를 모아 발 모양이 V자가 되게 서세요.
손끝은 동그랗게 발레리나처럼 만들어 주세요.

2 한쪽 발을 앞으로 내밀어 발끝으로 바닥을 찍으세요.
다른 쪽 다리는 체중을 지탱할 수 있게 힘을 주세요. 손 모양은 동그랗게 그대로 유지!

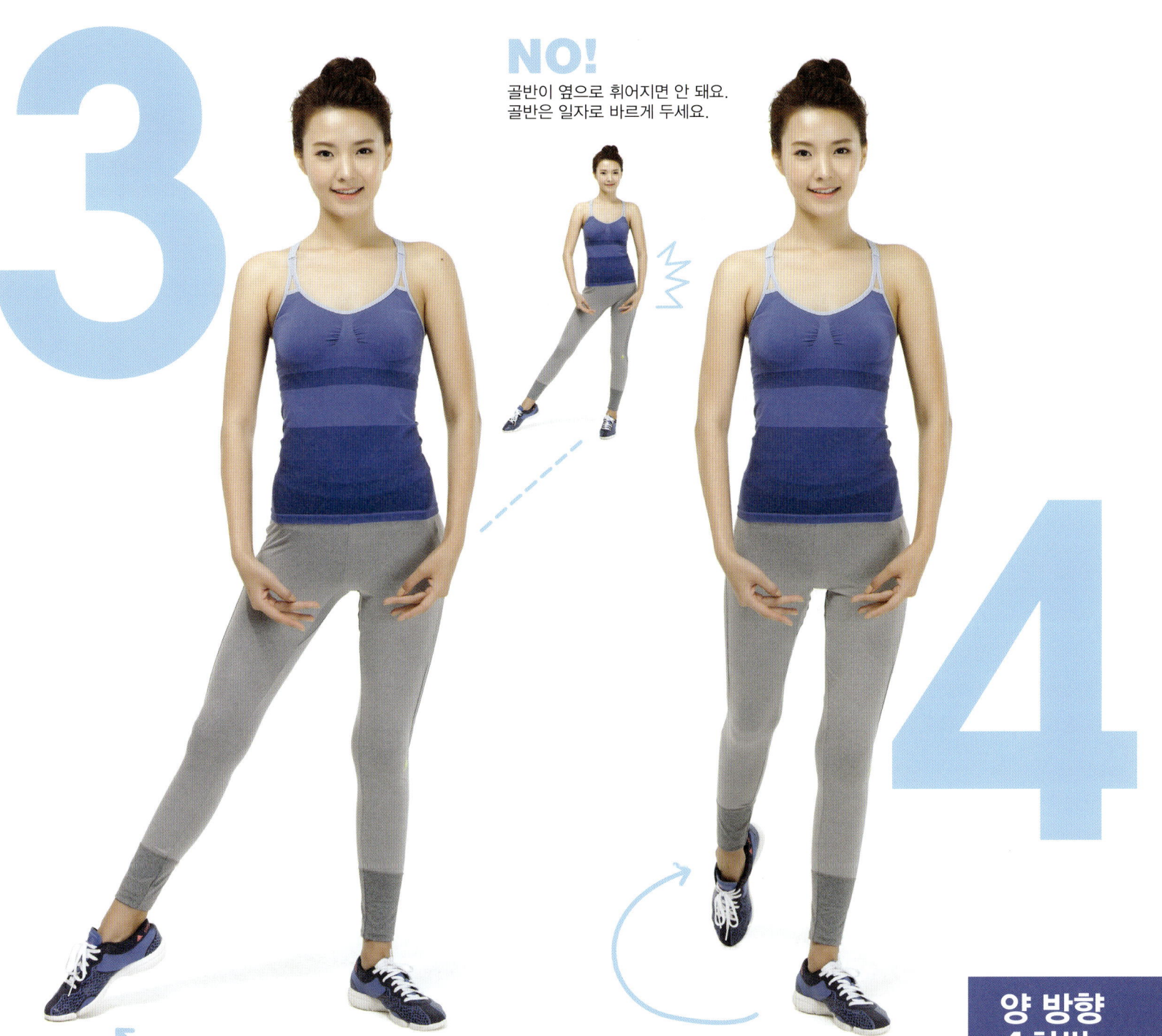

롱드장브(Rond de Jambe)는 누구나 쉽게 따라 할 수 있는 발레 동작이에요. 한쪽 발로 서서 다른 쪽 발로 바닥에 반원을 그리는 것인데요. 골반에서부터 다리까지 이어지는 라인이 슬림해진답니다. 차라락 떨어지는 여리여리한 스커트 입을 때 특히 진가를 발휘할 거예요.

운동 부위	운동 강도	운동 종류
골반/다리	약 ●—●—● 강	발레

NO!
골반이 옆으로 휘어지면 안 돼요.
골반은 일자로 바르게 두세요.

양 방향 4회씩

3 내민 다리를 옆으로 자연스럽게 돌리고 발끝으로 바닥을 찍으세요.
골반은 그대로! 허리가 돌아가지 않게 주의하고 오직 다리만 움직이세요.
골반과 다리가 분리되어 움직이는 것이 느껴져야 해요.

4 다리를 뒤로 자연스럽게 돌리고 발끝으로 바닥을 찍으세요.
엉덩이가 뒤로 빠지지 않게 주의하세요.
2~4 동작을 부드럽게 이어 반원을 그리세요.
반대쪽 다리로 바꾸어 같은 동작 실시!

14 DAY 2nd Week RELAX TIME | 한 발로 점프! 점프! 콩콩 댄스

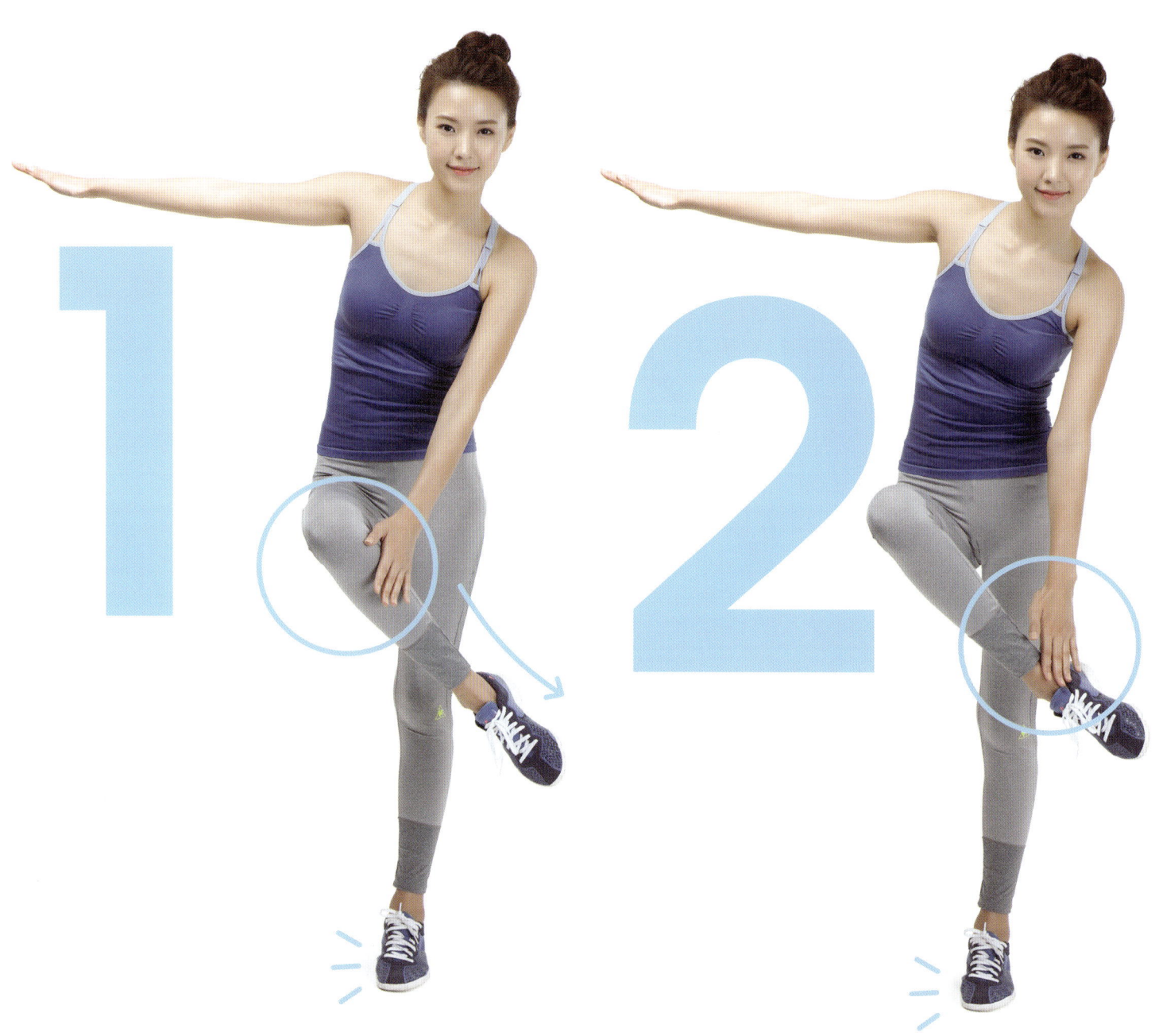

1 왼쪽 다리로 점프하면서 왼손은 균형을 잡고 오른손은 왼쪽 무릎을 치세요.

들어 올린 다리가 안쪽을 향하게 하세요. 한쪽 발로만 점프를 하면 자연히 한쪽 발에 체중이 실립니다.

2 왼쪽 다리로 점프하면서 왼손으로 오른쪽 발목을 치세요.

왼발로 점프를 하고 오른발을 움직이는 과정을 통해 공간지각력이 길러집니다.

유머러스한 동작으로 한 주를 마무리 해볼까요? 한 발로 콩콩 뛰면서 신나게 다리를 흔들어 주세요. 운동 아닌 것 같은 느낌이지만 실제로는 칼로리 태우는 효과가 훌륭해요. 게다가 한 발 점프 연습을 계속 하면 한 발 착지 능력이 길러져요. 툭 하면 넘어지는 사람들에게 유용하답니다.

운동 부위	운동 강도	운동 종류
다리 전체	약 —●— 강	줌바

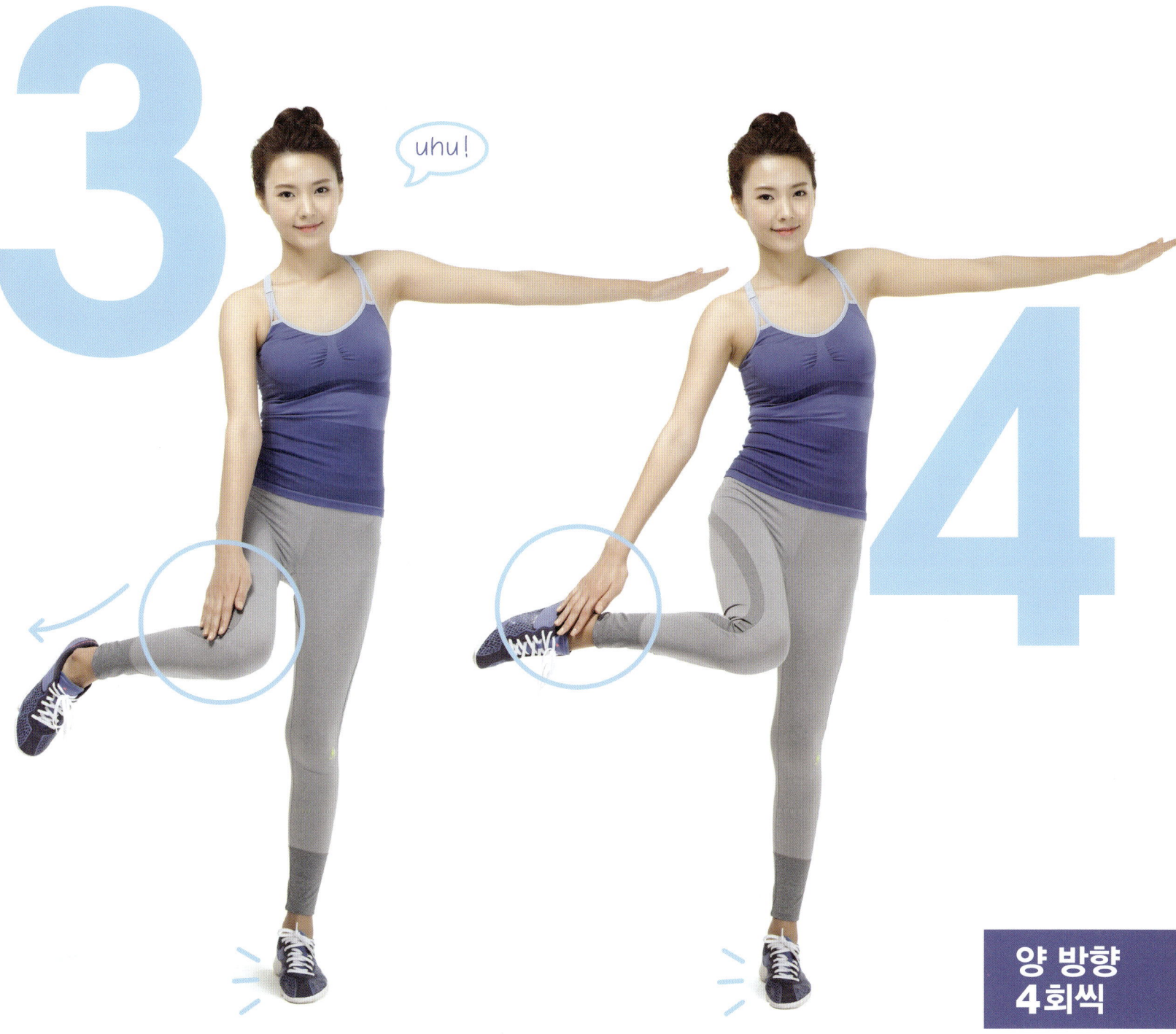

3 **계속 점프하면서 손을 바꾸고 다리가 바깥쪽을 향하게 한 후 무릎을 치세요.**
점프하면서 자연스럽게 발 방향을 바꾸는 게 중요해요. 쉬울 것 같지만 결코 쉽지 않답니다.

4 **계속 점프하면서 발목을 치세요.**
다리를 바꾸어 같은 동작을 반복하세요.

양 방향 4회씩

2nd Week
이때쯤이면 궁금해지는 것들

Q&A 시작하는 운동초보들을 위해

시작이 절반의 성공! 모두 파이팅!

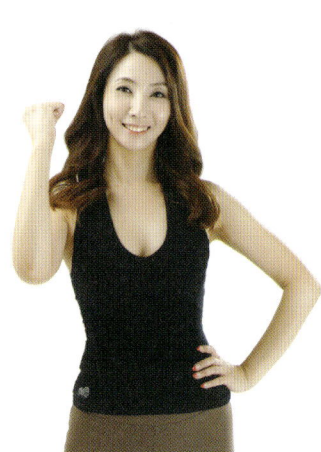

| 밥은 운동 전에 먹어야 하나요, 운동 후에 먹어야 하나요?

운동 후에 드세요. 가능한 한 공복 상태에서 운동을 하고, 적어도 운동 30분 전에는 아무것도 안 먹는 게 좋아요. 음식을 먹으면 소화를 위해 위가 운동을 하거든요. 위도 근육이기 때문에 다른 근육에 쓰일 에너지를 뺏기게 돼서 효율이 떨어져요. 운동 전에는 물 정도만 마시는 게 좋아요.

| 밥 안 먹고 운동하니 힘이 없어요.

완전히 빈속으로 운동할 때는 물을 많이 드세요. 배가 고파 힘이 없다고 느껴질 때는 너무 과격하게 운동하지 마시고요. 몸의 느낌에 맞추어 운동을 하는 게 중요해요.
공복 상태에서 운동을 할 때는 심박수나 혈압을 너무 높이는 운동을 하지 말고, 기운이 없으면 운동시간을 평소보다 줄이세요. 아니면 운동시간을 분할해서(30분 예정이면, 15분+휴식+15분, 이런 식으로) 몸이 너무 지치지 않는 방향으로 운동을 하는 게 좋아요.

| 운동하면서 물 마시면 안 된다고 하는 사람도 있던데요?

물을 안 마시고 운동하면 수분이 많이 빠져나가니까 운동 직후 체중이 눈에 띄게 줄어드는 효과가 있어요. 하지만 순간적인 현상일 뿐 물 한 잔 마시면 체중은 다시 돌아와요. 그리고 몸에도 좋지 않아요.
운동하기 전에는 물론이고 운동할 때나 평상시에도 물을 많이 드세요. 특히 하체 운동은 긴 근육을 만드는 것이 목적이기 때문에 수분이 더욱 필요합니다. 수분이 부족하면 근육을 싸고 있는 얇은 막(근막)이 수축하거든요. 근막이 잘 이완되게 하려면 물을 많이 마셔서 노폐물들이 소변으로 배출되게 해야 한답니다. 근막이 수축과 이완을 잘 해야 근육이 잘 움직여요.
그리고 근막이 손상되거나 굳어 근육에 붙어 버리면 통증이 발생해요. MRI상으로도 원인을 찾을 수 없어서 '이유 없는 통증'이라 부르곤 하죠. 특별히 다친 곳도 없는데 몸의 어느 부위가 계속 아프다면 근막이 손상됐을 가능성이 높아요.
그런데 근육은 한번 손상되면 90% 회복할 수 있지만 근막은 70% 정도만 회복할 수 있답니다. 그러니까 미리 보호해주는 게 중요해요. 그 기본이 되는 것이 바로 물입니다. 근막이 잘 유지되게 하려면 수분을 충분히 섭취해야 하니 평소 물을 많이 마시도록 하세요.

| 운동 빼먹고 싶은 날 마음을 다잡을 수 있는 방법 있나요?

방에 핫팬츠 하나 걸어 두세요. 기왕이면 눈물이 핑 돌 정도로 비~싼 걸로! 저 비싼 걸 수선할 수도 없고 아까워서라도 꼭 입어야겠다는 마음이 들도록. 운동이 지겨울 때마다 그 핫팬츠 보면서 마인드 컨트롤 하세요.

| 고작 1분씩 운동시간 늘려 나가는 건데, 매일 하려니 잘 안 되네요.

안 하던 운동 하는 거라 습관이 아직 안 들어서 그래요. 당신만 그런 거 아니에요. 모든 사람이 그래요.
보통 한주에 사흘 정도까지는 꾸준히 잘 하다가 나흘째 되면 갈등하기 시작하죠. 이번 주는 열심히 운동했으니 하루 정도는 놀아도 되지 않을까~ 하는 마음이 스멀스멀 올라온단 말이죠. 그래서 하루 놀고 나면 다음 날도 쉬고 싶어지고… 그러다 주말이 오면 또 의지 박약을 자책하다가 다음 주 월요일에 다시 마음을 다잡고 열심히 하고, 그리고 또 목요일쯤 되면 다시 지겨워지고… 그러면서 점점 운동은 들쭉날쭉이 되어 가죠.
운동 시작하면 거의 다 그래요. 특별히 정신력이 약해서 그런 거 아니니까 너무 자책하지 마세요. 사실 가르치는 선생님조차도 매일 운동하는 게 결코 쉽지 않습니다. 억지로 날짜를 지키려고 하면 더 실패하기 쉬우니까 마음을 좀 더 여유롭게 가지세요.

| 주말에 몰아서 운동해도 괜찮나요?

아예 안 하는 것보다는 주말에라도 하는 게 좋지요. 하지만 너무 몰아서 세게 하면 몸에 무리가 갈 수 있으니까 가능한 한 주중에 틈틈이 운동하세요. 쉬고 싶은 날은 스트레스 받으면서 억지로 하지 말고 푹~ 쉬고요. 30일 운동 프로그램이지만 45일 만에 마쳐도 괜찮아요. 일단 완성하는 게 중요하답니다.
운동을 며칠 빼먹었을 경우 "새 마음 새 뜻으로 처음부터 다시 시작하자!" 이러는 사람들이 많은데, 그러지 말고 운동을 쉰 그날의 운동부터 다시 시작하세요. 프로그램 전체를 한 번 다 하고 나면 "완성했구나!" 하는 충족감이 들어서 운동이 재밌어지고 앞으로도 계속 열심히 하게 될 거예요.

| 근육이 생기면 너무 드세 보이지 않을까요?

운동 많이 한다고 해서 빵빵한 근육질 되는 거 아니니까 걱정하지 않아도 돼요. 여자는 구조적으로 남자처럼 근육질이 되지 않아요. 여자 바디빌더들은 특수한 훈련을 거친 경우이고 일반인은 그렇게 되기 힘들답니다.
그리고 운동으로 몸을 관리하면 지방이 감소해서 사이즈가 줄고 슬림해지니까 겉으로 보기엔 여리여리하죠. 하지만 속으로는 반전! 몸에 탄탄한 잔근육이 잡히게 돼서 피부에 탄력이 생겨요. 그리고 근력이 좋아지니 컨디션이 좋아져서 일상에서도 활력이 넘치죠. 아, 이런 여자 생각만 해도 기분 좋지 않아요?

| 체중계 없이 살이 쪘는지 안 쪘는지 가늠할 수 있는 방법 있나요?

자가진단용 바지를 마련해 두세요. 목표로 하고 있는 사이즈의 스키니나 자신이 가장 예쁜 몸매였을 때 입었던 바지면 되겠죠. 틈틈이 입어보면서 몸을 체크하면 돼요.

| 엘리베이터 대신 계단 이용하는 것, 운동효과 있나요?

Yes! 단, 올라가는 것만 하세요. 계단을 걸어서 내려오는 건 운동이 아니라 노동이 되기 쉬워요. 복부에 힘을 제대로 주지 않으면 무릎에 무리가 가고 낙상의 위험도 크답니다.
운동회 다음 날, 계단 올라가는 건 쉬운데 내려올 때 무척 아팠던 기억 다 있죠? 계단을 내려오는 건 신체 구조상 좀 더 주의가 필요한 동작이니, 운동 대신으로 할 때는 계단을 올라가는 것만 하고 내려올 땐 엘리베이터를 타세요.
계단을 올라갈 때는 굳이 빠르게 움직이지 않아도 괜찮아요. 뒤꿈치를 들고 계단을 반 정도만 밟으면서 천천히 올라가는 것만으로도 효과가 있답니다. 숨이 약간 차는 정도까지가 딱 좋아요.

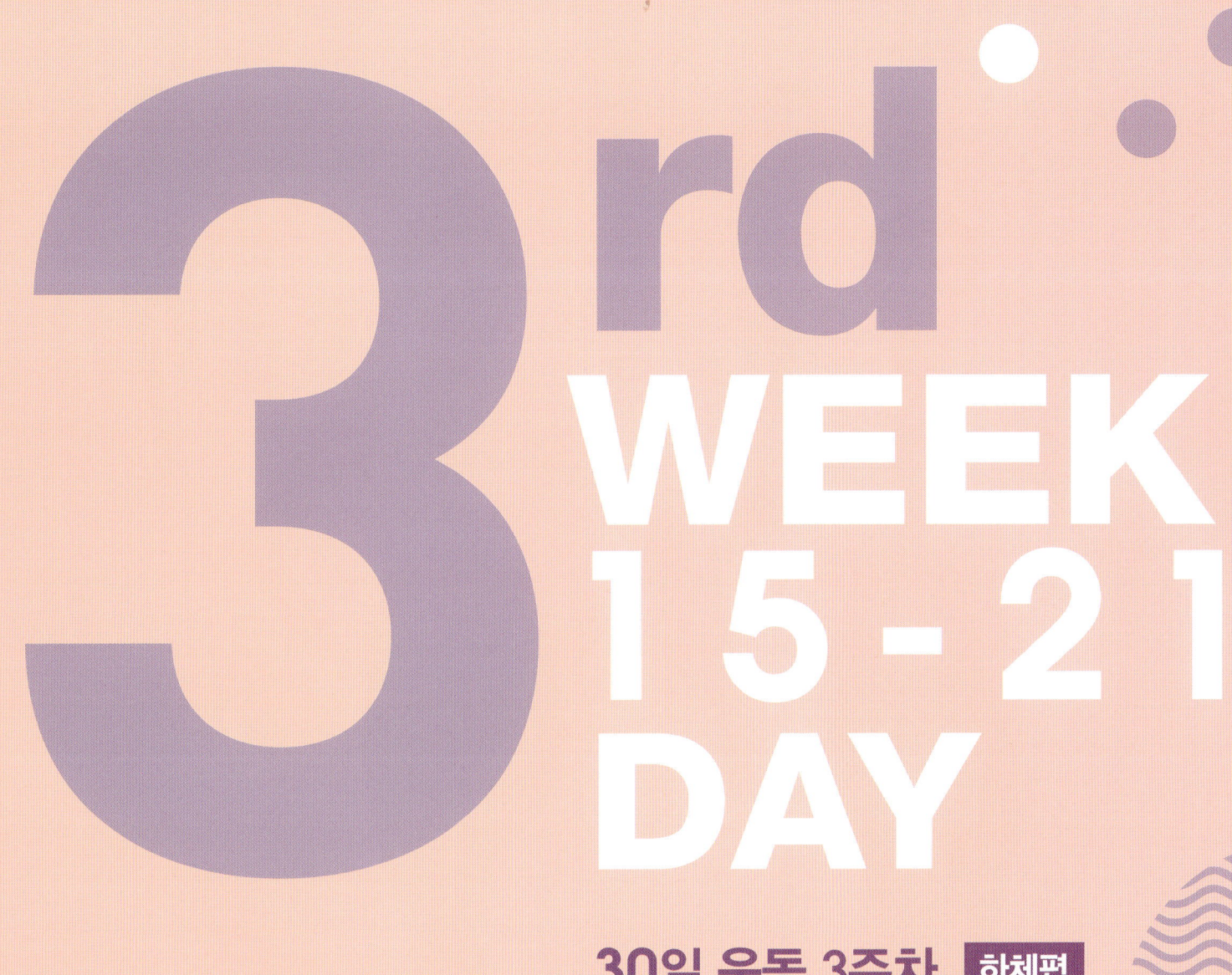

15 DAY 3rd Week | 스키니 바지 앞에 당당하려면
바트망

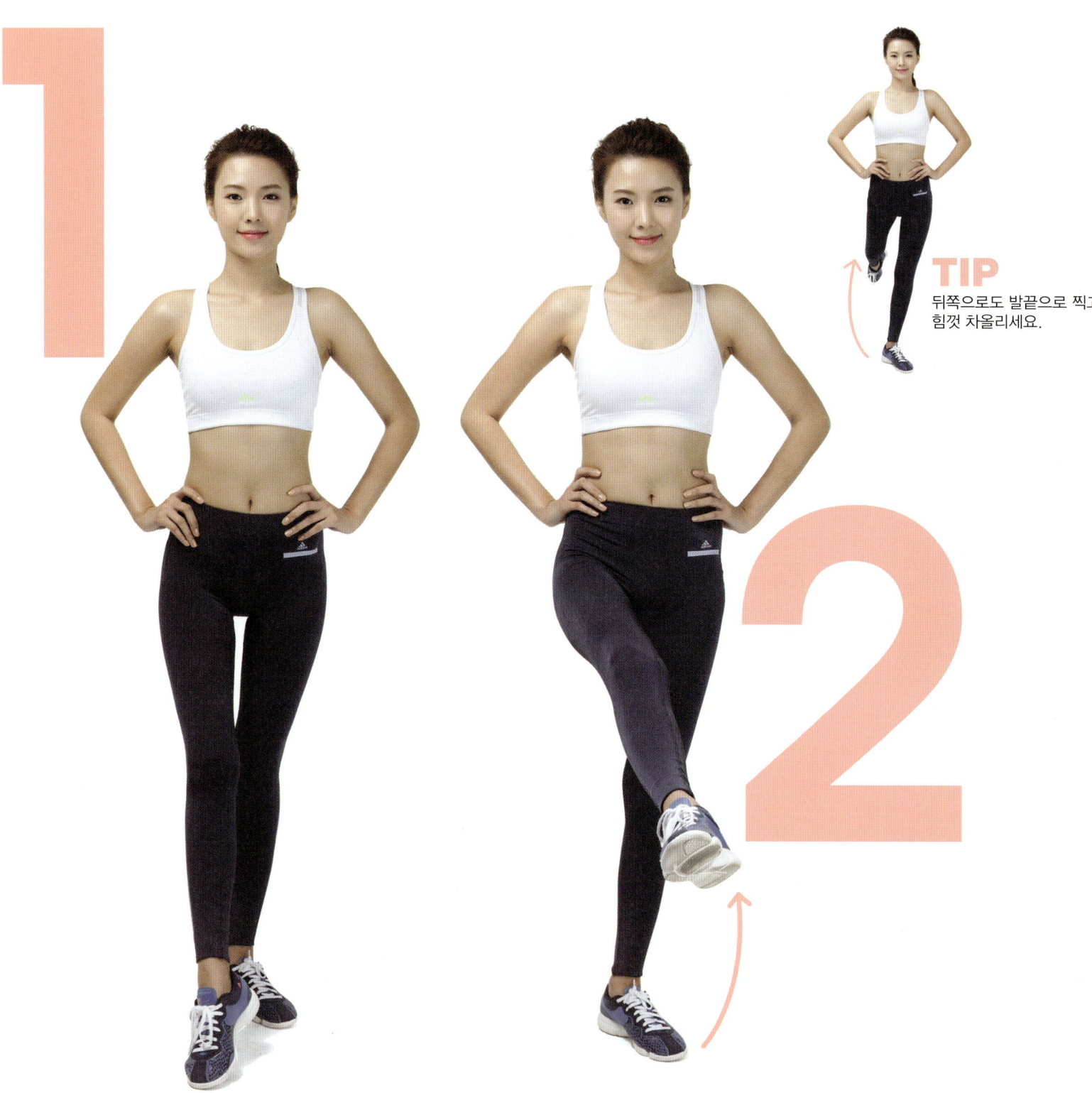

TIP 뒤쪽으로도 발끝으로 찍고 힘껏 차올리세요.

1 곧게 선 후 한쪽 다리를 앞으로 내밀고 발끝으로 바닥을 찍으세요.
손은 허리에 두고 다른 쪽 다리를 축으로 체중을 지탱하세요.

2 앞으로 내민 다리를 공중으로 힘껏 차올리세요.
허리가 구부러지지 않게 상체를 곧게 세우세요.

다리를 펴서 앞, 옆, 뒤로 차는 동작입니다. 발레의 바트망(Battement) 동작인데요, 빌리 엘리어트를 떠올리며 경쾌하게 다리를 움직여 주세요. 허벅지 안쪽 근육을 탄력 있게 만들어 주는 동작으로 스키니 입을 때 툭 튀어나오는 미운 살들을 정리할 수 있답니다.

운동 부위	운동 강도	운동 종류
허벅지 안쪽	약 ●—●—● 강	발레

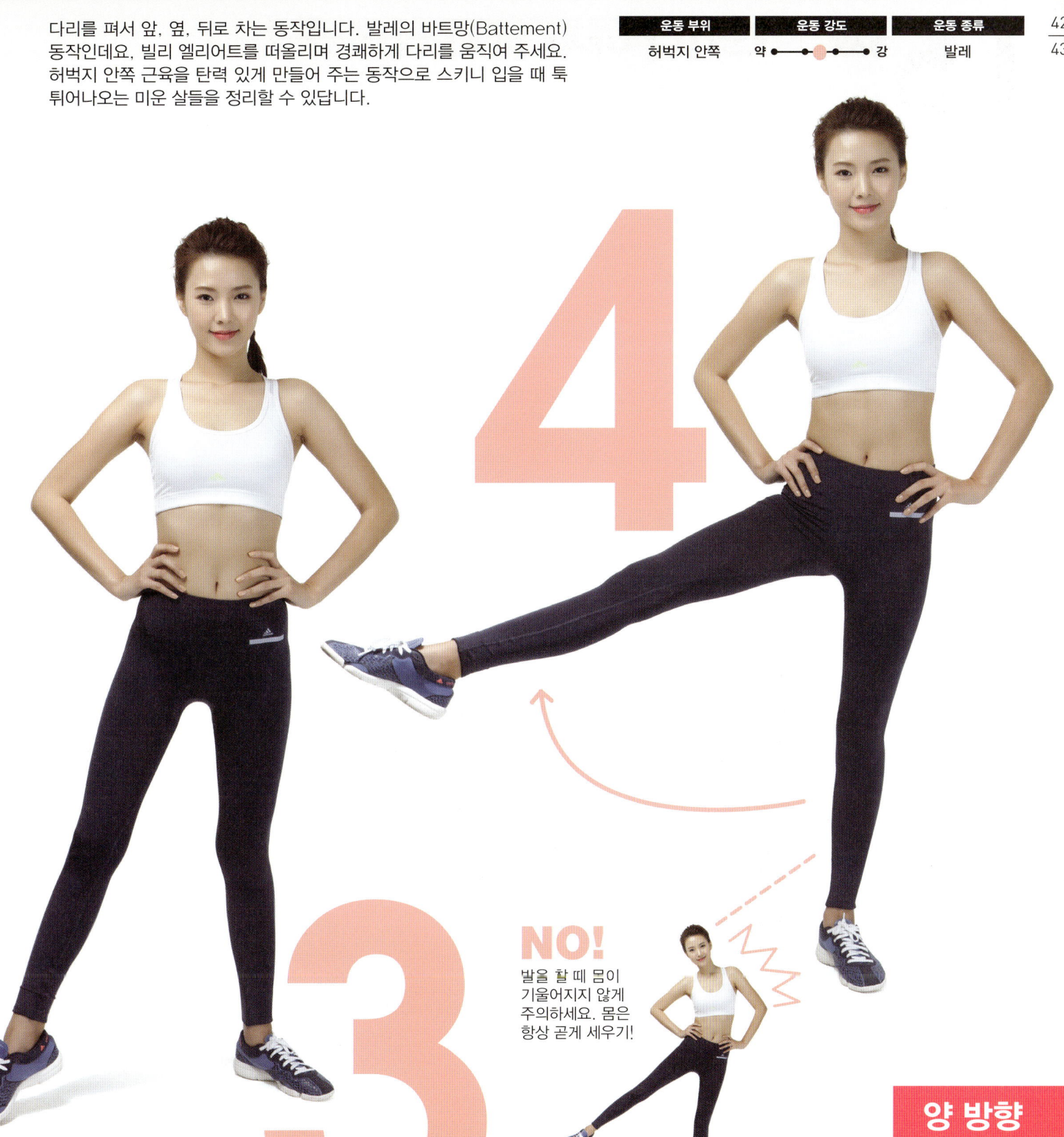

NO! 발을 찰 때 몸이 기울어지지 않게 주의하세요. 몸은 항상 곧게 세우기!

양 방향 **4회**씩

3 한쪽 다리를 옆으로 내밀고 발끝으로 바닥을 찍으세요.
발꿈치를 들고 발끝만 바닥에 닿게 하세요.

4 옆으로 내민 다리를 공중으로 힘껏 차올리세요.
엉덩이가 옆으로 빠지지 않게 상체를 곧게 펴고 다리만 움직이세요.

16 DAY 3rd Week | 볼륨감 있는 바디 라인을 향해
플라잉 스위밍

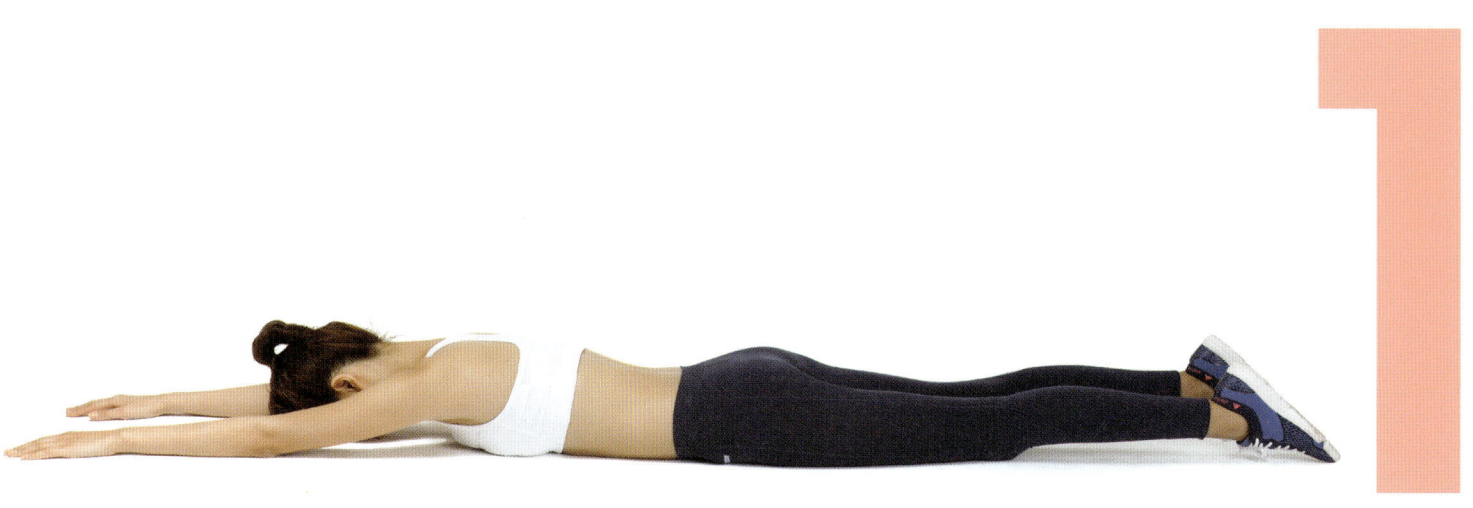

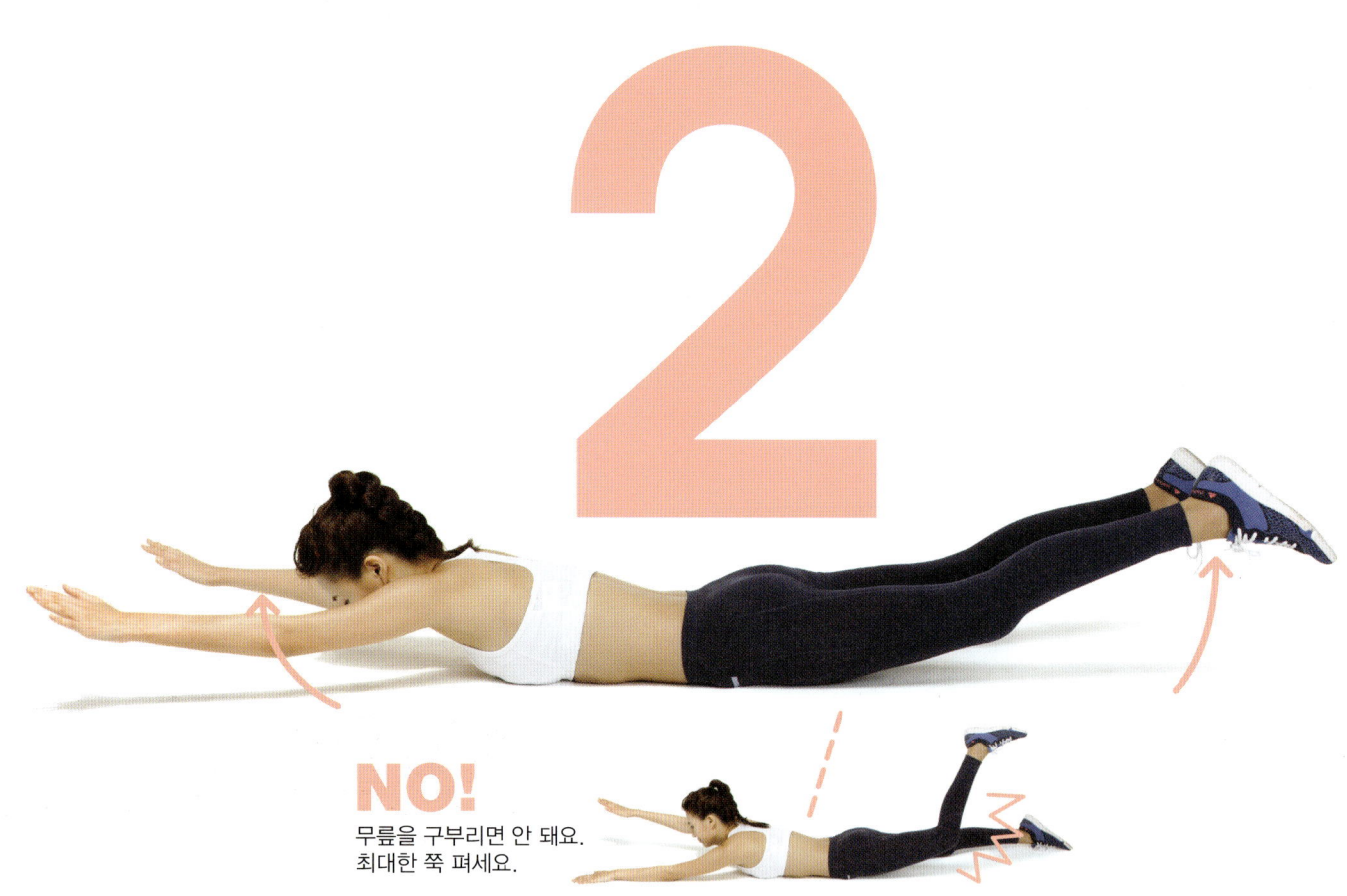

NO! 무릎을 구부리면 안 돼요. 최대한 쭉 펴세요.

1 바닥에 이마를 대고 엎드린 후 팔을 위로 쭉 펴고 손바닥을 바닥에 대세요.

2 복부에 힘을 주고 상체와 다리를 든 후 4초 버티세요.

어깨를 드는 것이 아니라 상체를 든다는 느낌으로! 다리는 너무 높게 들지 마세요. 허리에 무리가 간답니다.

바닥에 엎드려 마치 수영하듯 움직이는 동작이에요. 다리 모양을 슬림하게 잡아주고 몸 전체 라인을 볼륨감 있게 S자로 만들어 준답니다. 이 동작을 하고 난 다음 날이면 힙에 탄력이 붙기 시작하는 게 느껴질 거예요. 물장구치듯이 신나게 헤엄쳐 보세요. 하나 둘! 하나 둘!

운동 부위	운동 강도	운동 종류
힙/복부/전신	약 ●─●─●─● 강	필라테스

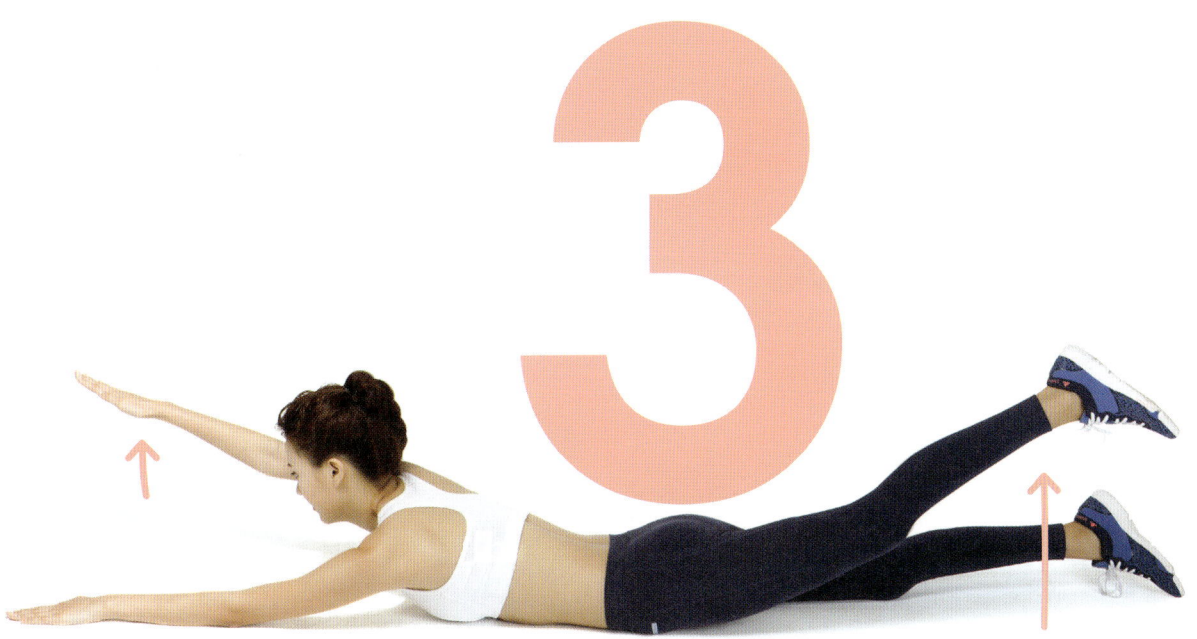

NO!
같은 방향의 팔다리를 들면 안 돼요.
반드시 반대쪽 팔, 다리를 들며 수영하듯 움직이세요.

8회 반복

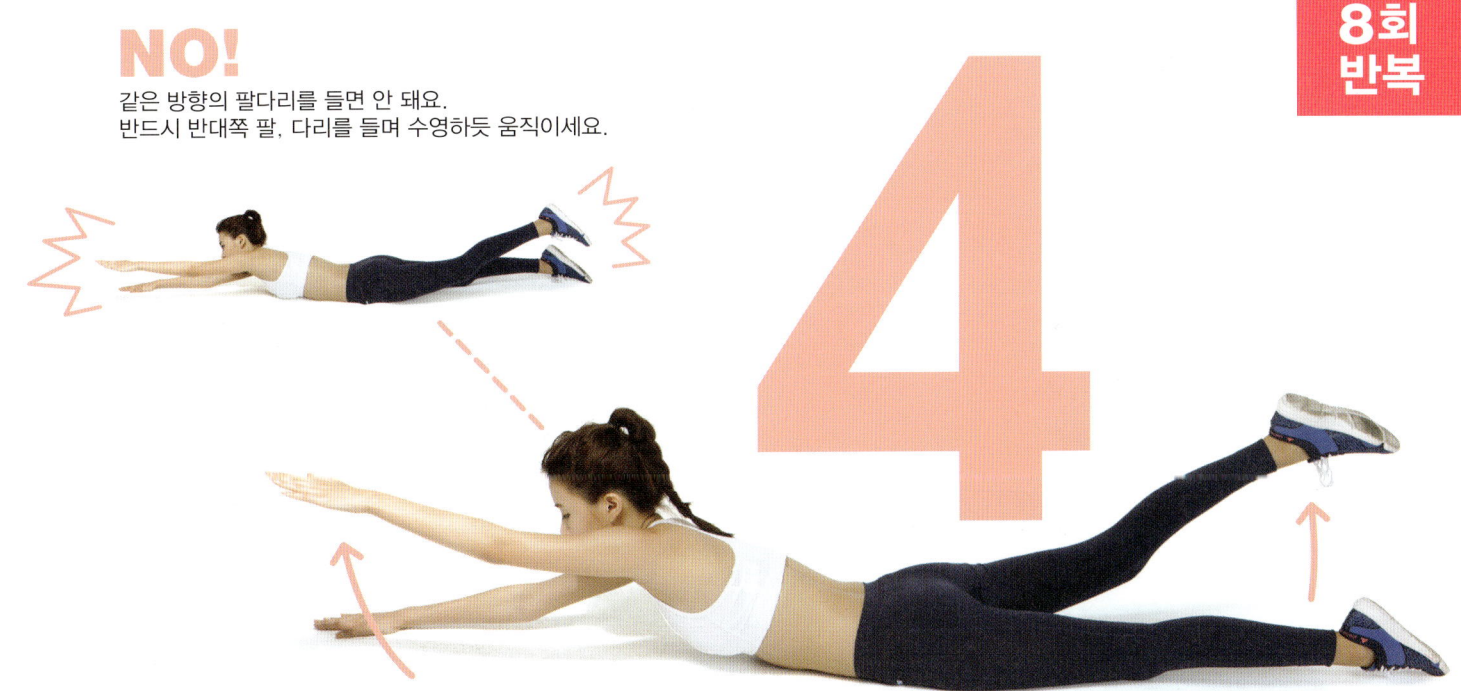

3 복부에 힘을 주고 한쪽 다리와 반대쪽 팔을 든 후 4초 버티세요.

4 팔, 다리를 바꿔 들어 올린 후 4초 버티세요.
수영하듯이 양팔과 양다리를 교대로 움직이면 됩니다. 동작이 익숙해지면 두 손을 다 바닥에서 떼고 3~4번 동작을 하세요. 시선은 아래를 바라봐야 목이 아프지 않아요.

17 DAY 3rd Week | 군살 없이 탄탄한 허벅지 만들기
스텝 백 런지

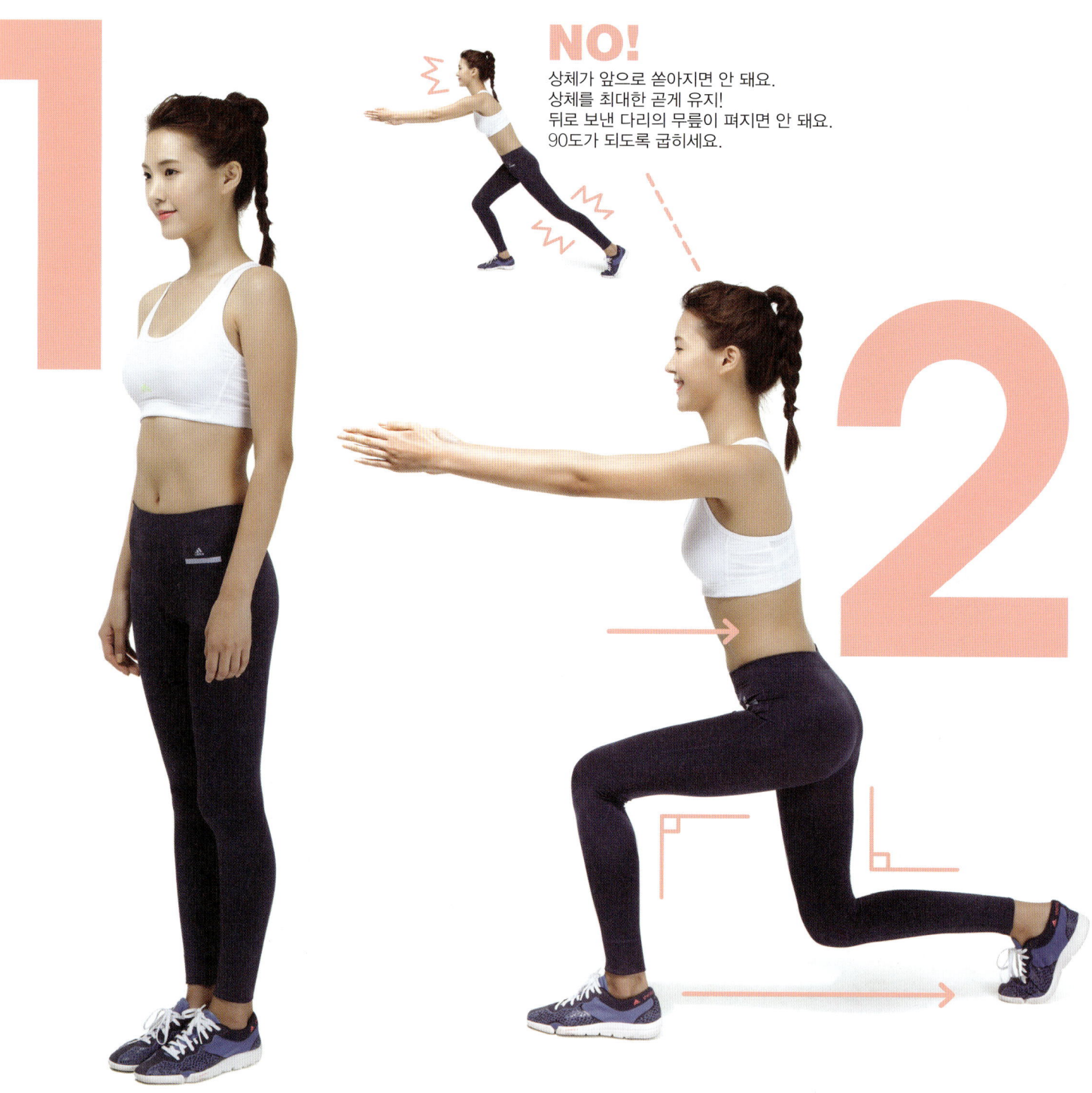

NO! 상체가 앞으로 쏟아지면 안 돼요. 상체를 최대한 곧게 유지! 뒤로 보낸 다리의 무릎이 펴지면 안 돼요. 90도가 되도록 굽히세요.

1 두 발을 붙이고 바르게 서세요.

2 한쪽 다리를 뒤로 보낸 후 90도 정도 굽히고 다른 쪽 다리도 자연스럽게 굽히세요.

손은 앞으로 쭉 뻗으세요. 다리가 뒤로 갈 때 체중이 뒤에 실리는 느낌이 들어야 해요.

TRX라는 아주 핫한 운동을 알려드릴게요. 한마디로 전신저항 운동인데, 미 해군특수부대(네이비실)에서 전투대원들이 야전생활 등 언제 어디서든 체력단련을 할 수 있게 고안한 것이에요. 하지만 남자는 물론이고 여성 몸매 관리나 재활 프로그램으로도 무척 좋답니다. 본래는 TRX 전용 기구를 이용하지만 오늘은 기구 없이 할 수 있는 동작으로 알려드릴게요.

운동 부위	운동 강도	운동 종류
허벅지 뒤쪽	약 ●―●―● 강	TRX

4회 반복

3 처음 동작으로 돌아오세요.

4 다리를 바꿔 같은 동작을 실시하세요.

18 DAY 3rd Week | 다리 전체 실루엣을 잡아주자
세미 플랭크

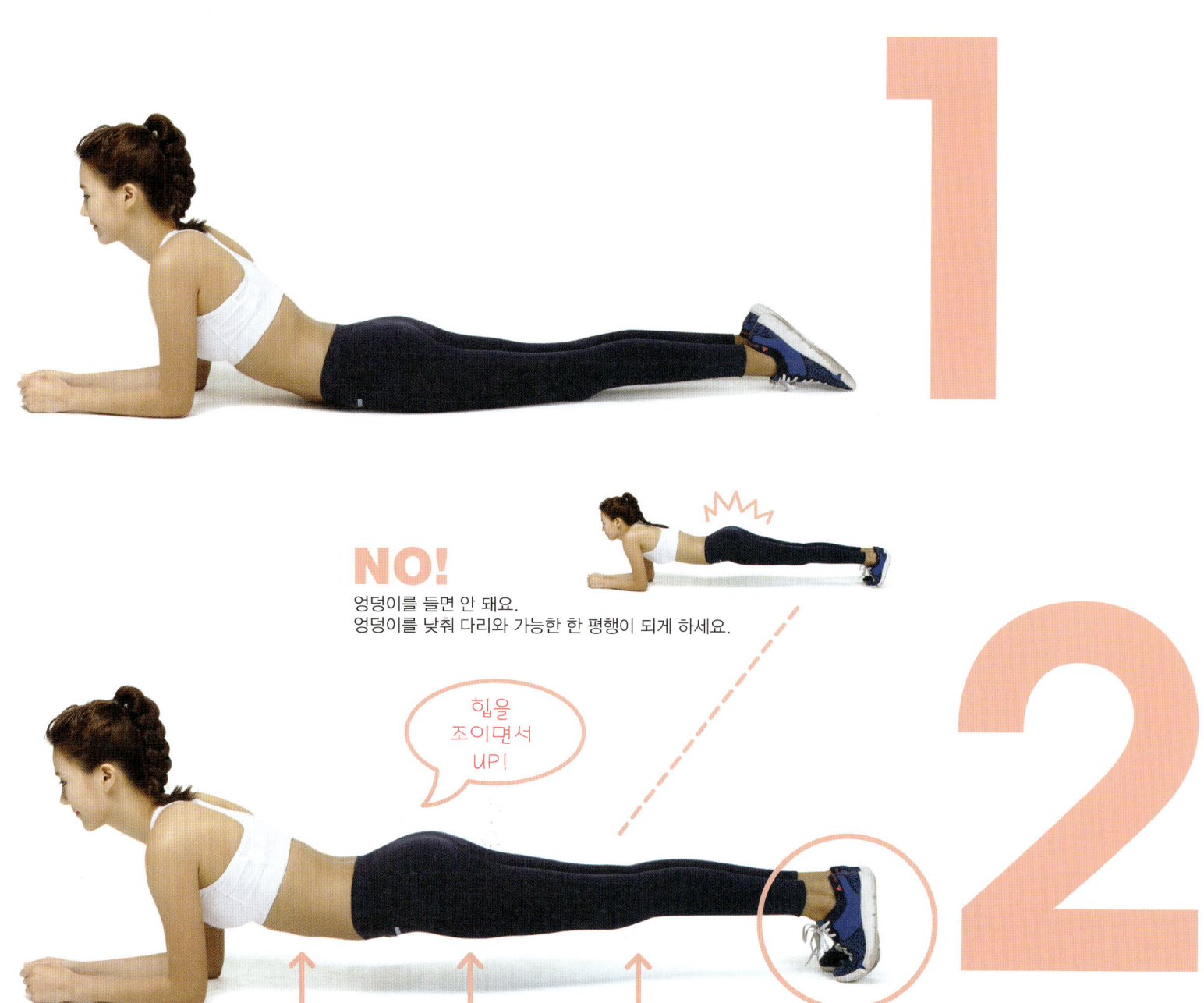

NO!
엉덩이를 들면 안 돼요.
엉덩이를 낮춰 다리와 가능한 한 평행이 되게 하세요.

힘을 조이면서 UP!

1 엎드린 후 팔꿈치를 바닥에 대세요.

2 발끝을 세우고 몸 전체를 바닥에서 위로 올리세요.
팔은 바닥에 댄 상태로 복부와 발끝에 힘을 주고 엉덩이를 조이면서 몸을 들어 올리세요.

운동 횟수가 늘어가면서 강도도 점점 더 높아지고 있어요. 힘든 만큼 효과도 뛰어나니 포기하지 말고 힘을 내세요! 이번에는 다리 전체 라인을 다듬어주고 힙 위쪽을 탄력 있게 올려주는 세미 플랭크(Semi Plank) 동작입니다. 복부 근력도 강화시켜서 몸의 균형감을 잡아주고 건강미를 더해주지요. 힙 위쪽이 업 되면 바지 입을 때 실루엣이 확연히 다르답니다.

운동 부위	운동 강도	운동 종류
힙/복부/다리	약 ●—●—● 강	피트니스

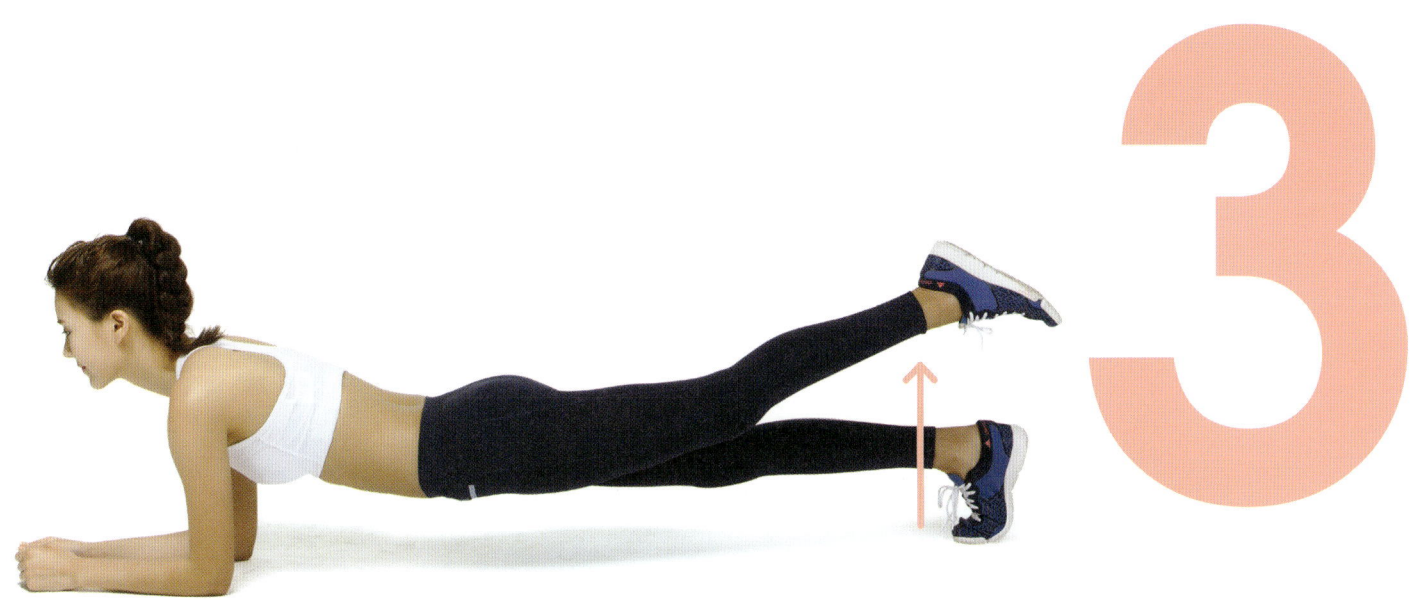

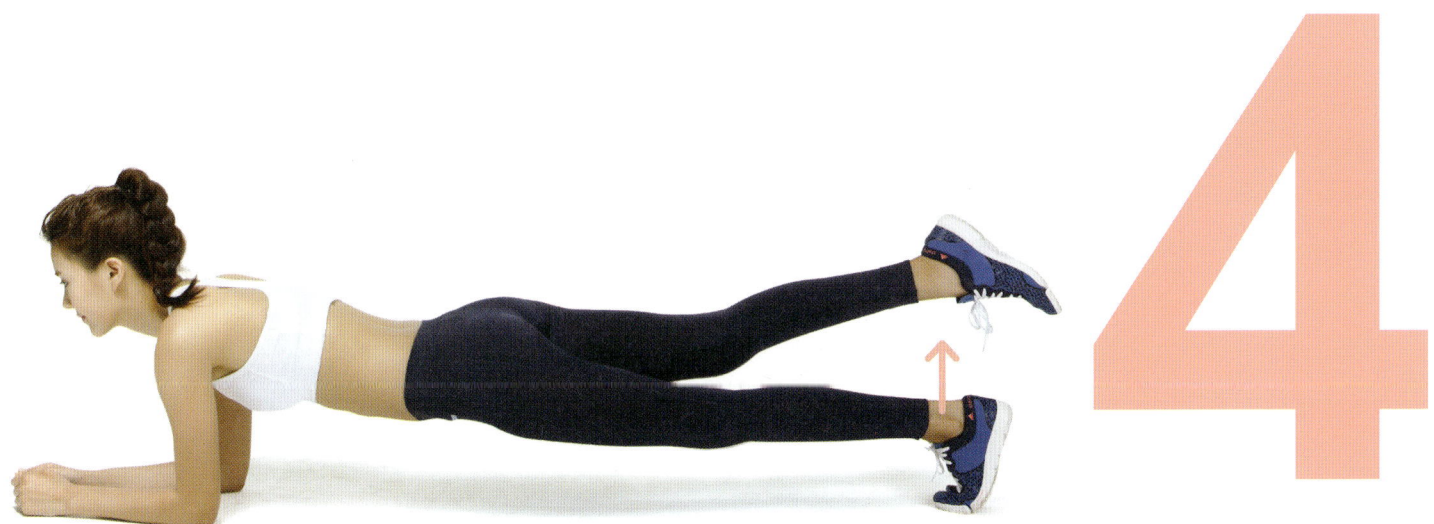

4회 반복

3 **한쪽 다리를 위로 드세요.**
다리를 너무 높이 들거나 허리가 처지면 허리에 통증이 올 수 있어요.
다리는 엉덩이 높이 정도로 들고 허리는 평행을 유지하세요.

4 다리를 내리고 반대쪽 다리를 엉덩이 위쪽으로 드세요.

19 DAY 3rd Week | 올여름 **핫팬츠**를 정복하라
싱글 레그킥

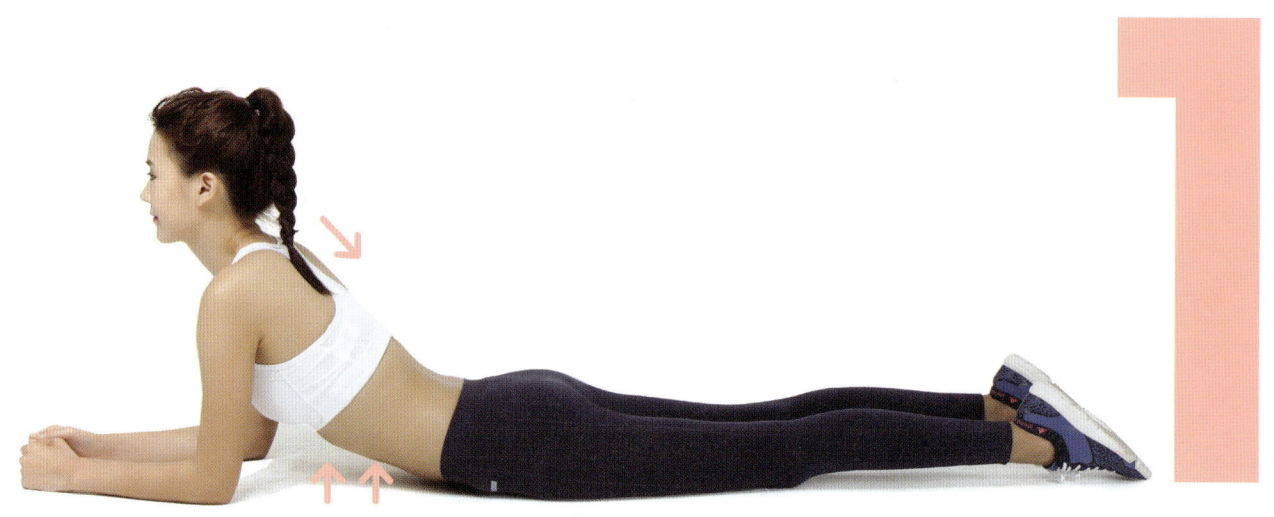

NO!
복부가 바닥에 붙어 있으면 안 돼요.
상체를 들어 배가 바닥에서 떨어지게 하세요.

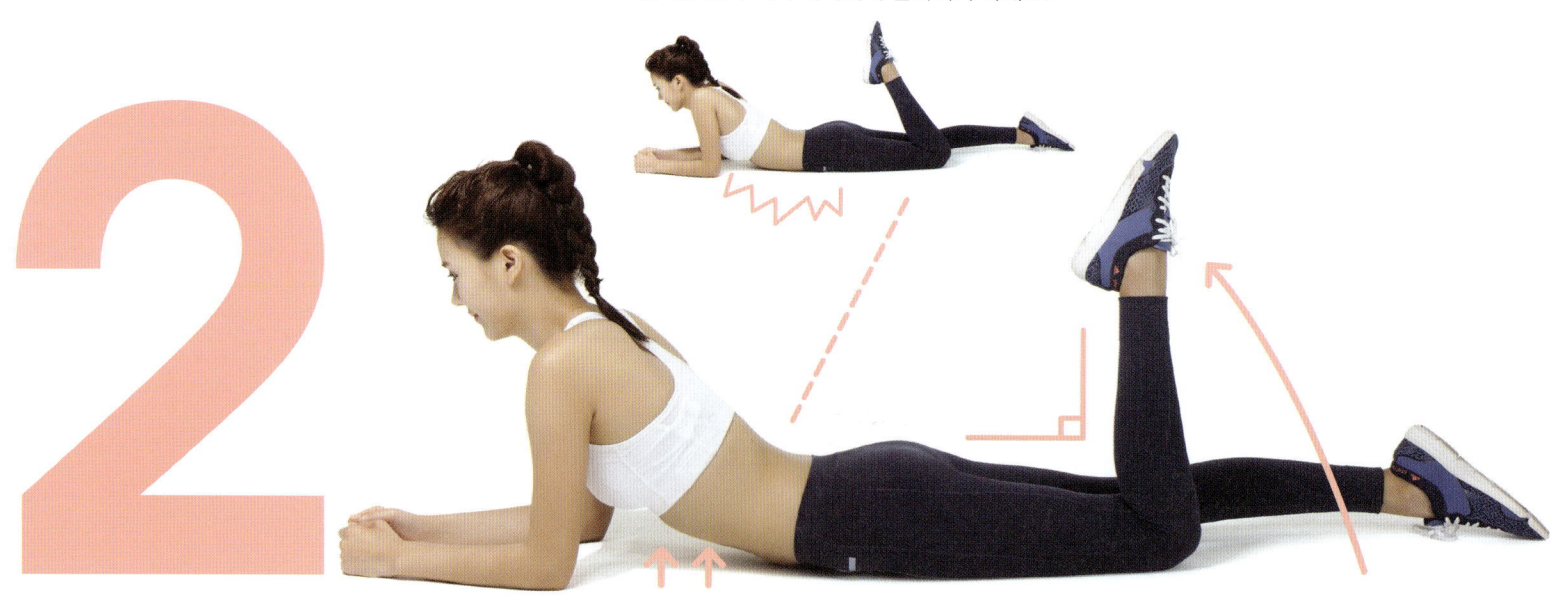

1 팔꿈치를 바닥에 대고 엎드린 후 상체를 드세요.
두 다리가 벌어지지 않게 딱 붙이세요.
배를 위로 올리듯이 힘을 주세요.

2 한쪽 다리를 뒤쪽으로 90도 구부리세요.
상체를 유지한 상태로 복부에 힘을 주며 무릎을 구부리세요. 그냥 구부리면 배가 떨어져요.

힙과 허벅지 앞 라인을 매끈하고 탄력 있게 만들어 주는 운동입니다. 허벅지가 슬림해져서 시각적으로 다리가 길어 보이는 느낌이 들고 엉덩이를 봉긋하게 모아주기 때문에 핫팬츠 입을 때 완전 예쁘답니다. TV 볼 때 틈틈이 해주면 아주 좋은 운동이지요.

운동 부위	운동 강도	운동 종류
힙/허벅지	약 ●──●──● 강	필라테스

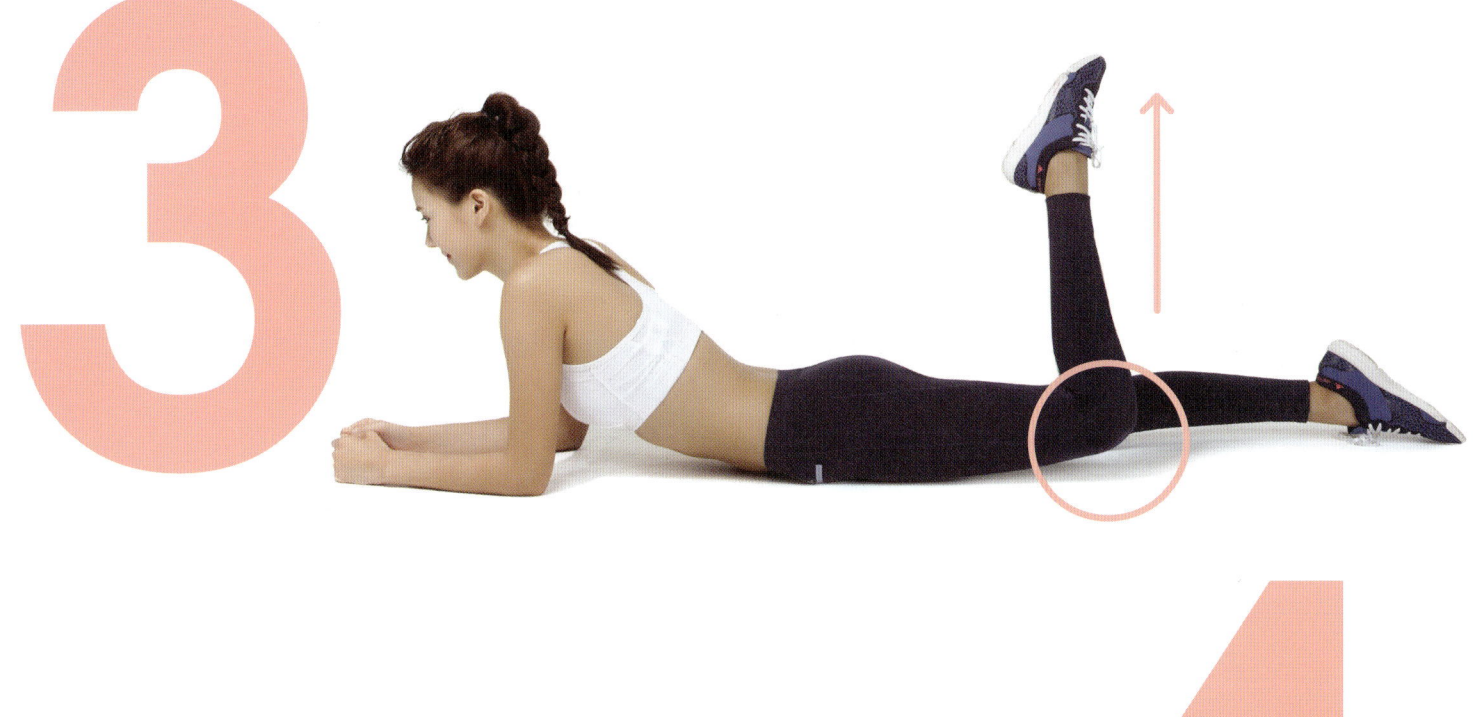

양 방향 4회씩

3 바닥에서 무릎을 10cm 정도 들어 올리세요.
발끝은 천장을 향하게 하세요.
이때 엉덩이에 힘이 많이 들어 갑니다.

4 뒤꿈치로 엉덩이를 차듯이 당긴 후 1번 자세로 돌아오세요.
발을 바꿔 같은 동작을 실시하세요.

20 DAY 3rd Week

완벽한 꿀벅지를 만들어 보자
스텝 사이드 런지

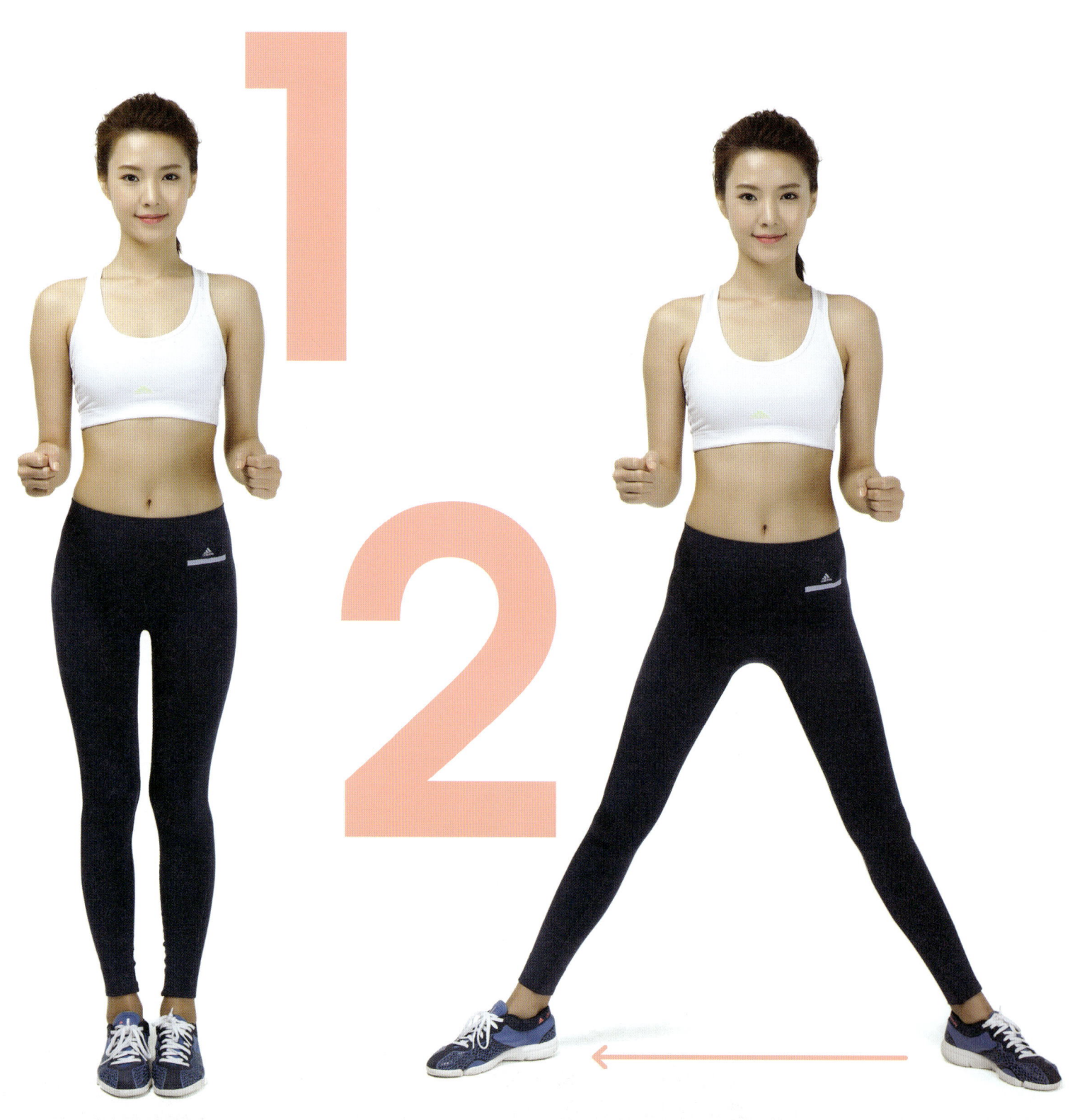

1 두 다리를 붙이고 선 후 팔을 앞으로 구부리세요.

2 한쪽 다리를 옆으로 넓게 벌리세요.

트레이너나 연예인 등 운동 좀 한다는 사람들 사이에서 인기인 TRX! 정말 해볼수록 매력이 넘친답니다. 오늘은 허벅지 옆 라인을 매끈하게 잡아주는 TRX 동작을 해보기로 할게요. 쉽게 설명하면 런지를 옆으로 하는 동작이에요. 본래 TRX는 전용 끈을 몸에 매달고 저항하면서 하는 운동이기 때문에 일반적으로 하는 런지 동작과 차이가 있답니다.

운동 부위	운동 강도	운동 종류
허벅지	약 —●— 강	TRX

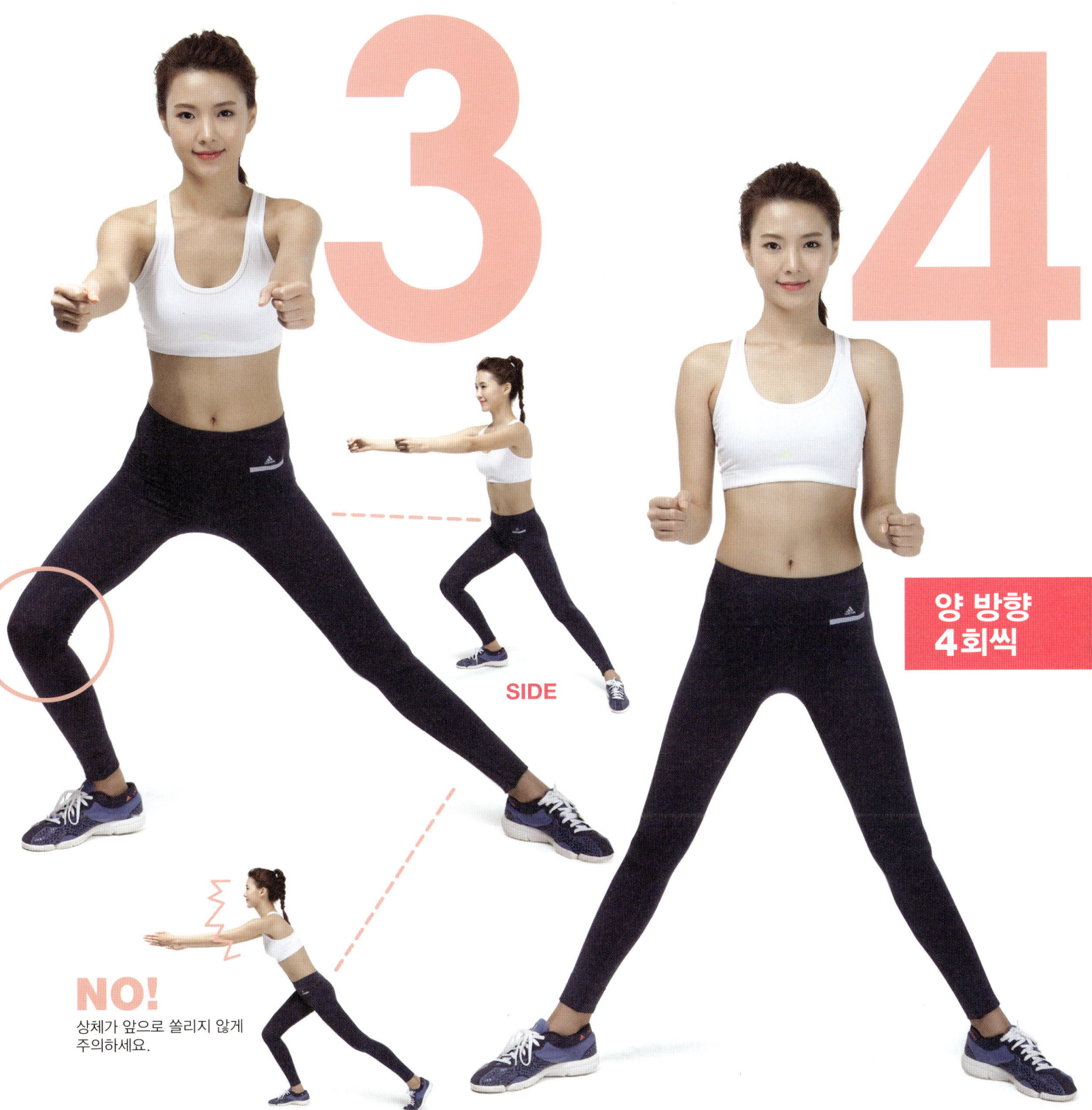

SIDE

NO! 상체가 앞으로 쏠리지 않게 주의하세요.

양 방향 4회씩

3 | 팔을 앞으로 뻗으면서 옆으로 벌린 다리의 무릎을 구부리세요.

4 | 무릎을 펴고 팔 원위치! 다리를 바꿔 같은 동작을 실시하세요.

21 DAY 3rd Week RELAX TIME | 무조건 신나게 강남 스타일로! **싸이의 말춤**

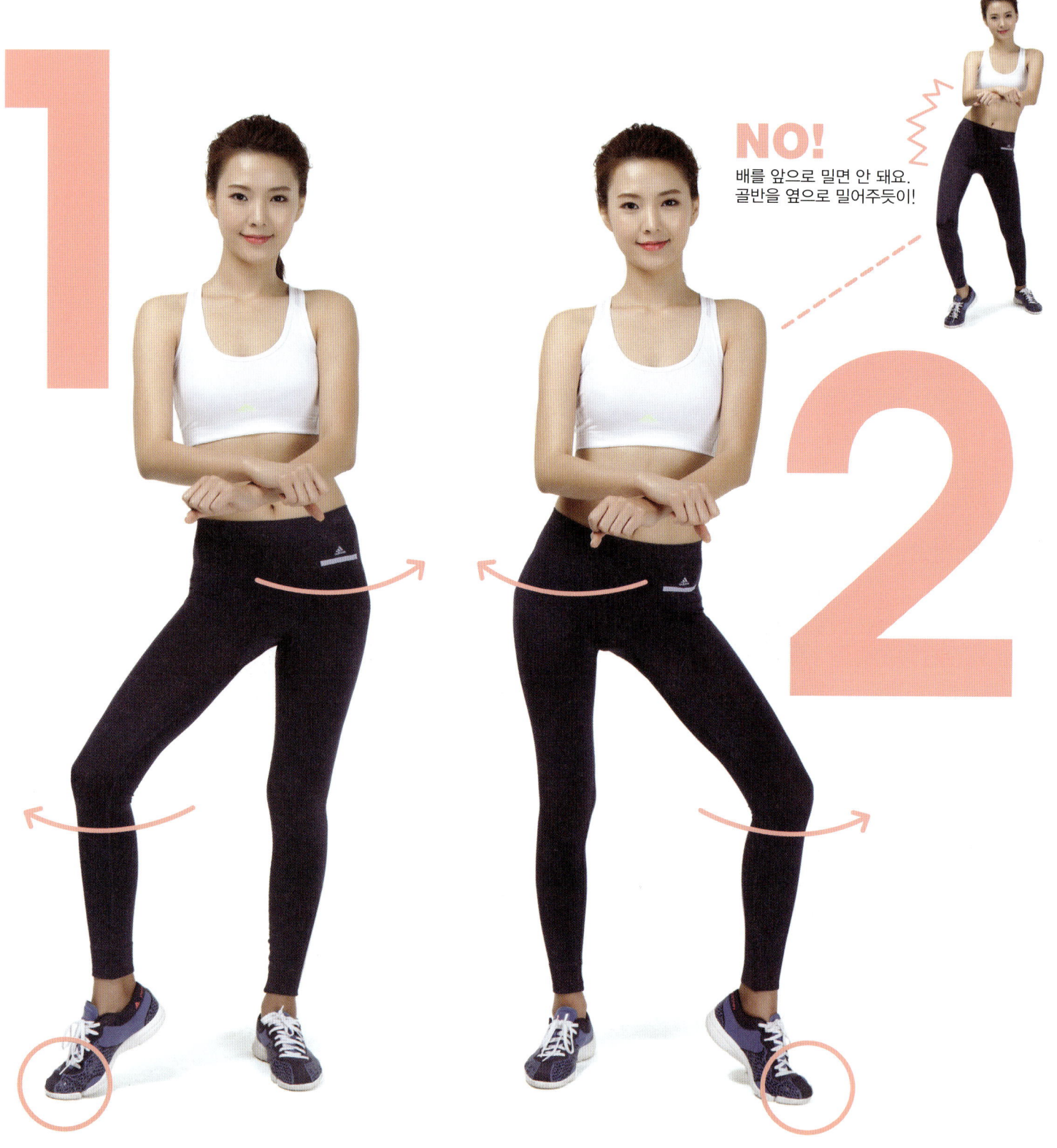

NO! 배를 앞으로 밀면 안 돼요. 골반을 옆으로 밀어주듯이!

1 양손을 엇갈리게 하고 한쪽 골반을 옆으로 밀고 다른 쪽 다리를 반대쪽으로 꺾은 후 발끝으로 바닥을 찍으세요.

2 방향을 바꿔서 골반을 밀고 다른 쪽 다리를 반대쪽으로 꺾은 후 발끝으로 바닥을 찍으세요.

슬슬 운동이 지겨워지기 시작하죠? 오늘은 싸이의 '강남 스타일'에 맞춰 몸을 흔들면서 지루함을 날려버리기로 해요. 라틴댄스에 싸이의 말춤과 같은 동작이 있답니다. 팔을 튕겨주면서 골반을 부드럽게 풀어주세요. 포인트는 무조건 즐겁게! 신나게! 재미있게! 유산소 운동이 될 정도로 격렬하게!

운동 부위	운동 강도	운동 종류
허벅지/골반	약 ●—●—● 강	라틴댄스

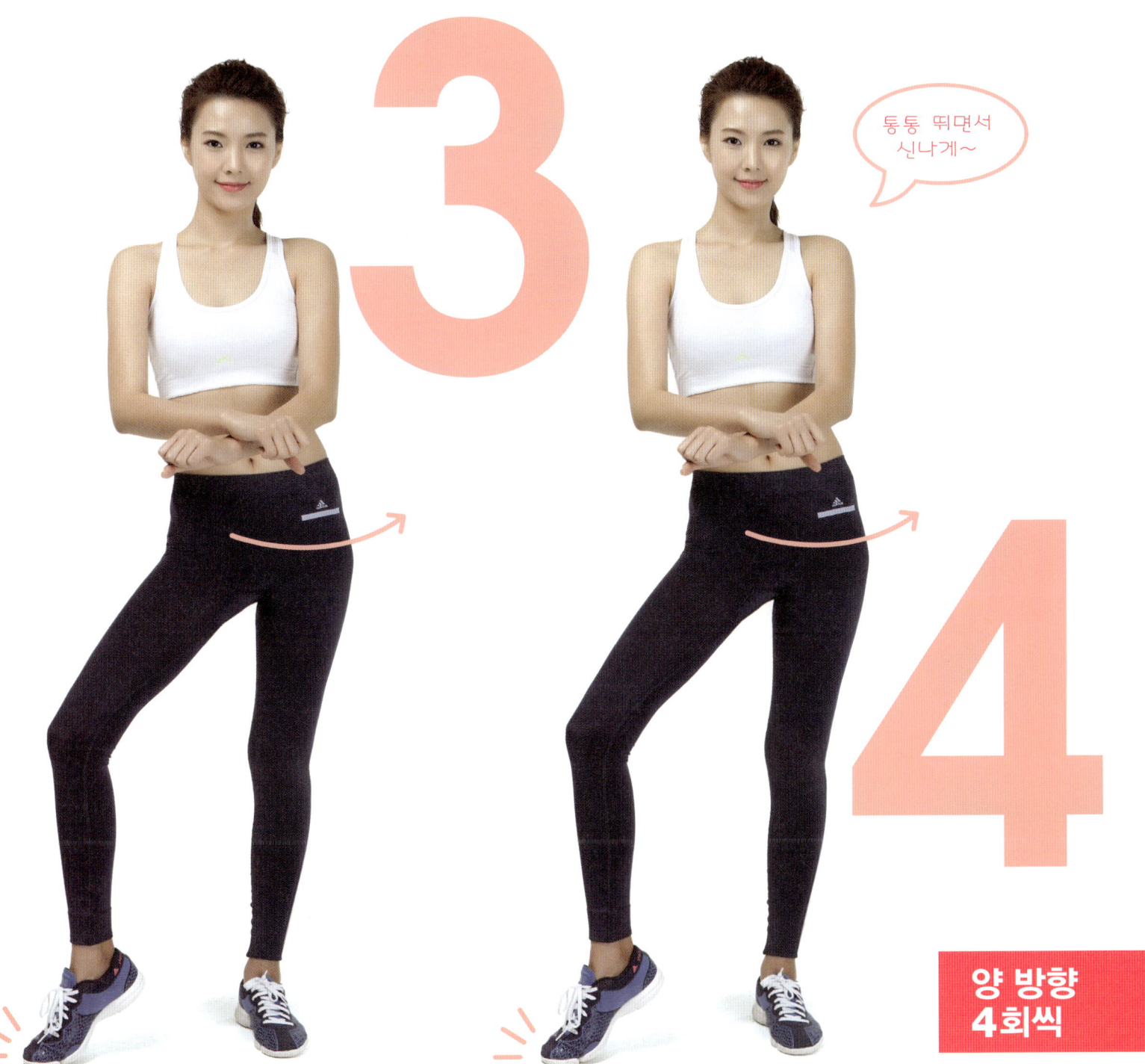

통통 뛰면서 신나게~

양 방향 4회씩

3 다시 방향을 바꾸세요.

4 같은 방향으로 한 번 더 골반을 밀고 발끝으로 바닥을 찍으세요.
같은 방향을 두 번 찍는 것이 포인트죠. 반대쪽도 실시하여 연속동작으로!

3th Week
이때쯤이면 궁금해지는 것들

Q&A 하체 콤플렉스 솔루션

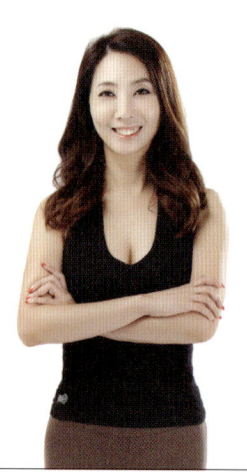

타고난 몸을 긍정해야 몸매가 더 예뻐져요

| 다리 운동을 열심히 했더니 다리 살은 빠진 것 같은데 힙이 좀 처진 것 같아요.

종아리나 허벅지만 집중해서 운동했을 경우 힙이 처질 수 있어요. 그래서 다리 운동을 할 때는 반드시 힙 운동을 같이 해줘야 한답니다. 특히 허벅지와 힙은 세트라고 생각하고 늘 같이 운동을 해주세요.

| 상체는 말랐는데 하체가 너무 튼실해서 스트레스 받아요.

한국 여자들은 대부분 하체에 대한 콤플렉스가 있어요. 특히 허벅지 사이즈에 민감하죠. 앉아서 생활하는 시간이 길어서 하체가 살이 찌는 것이기도 하지만 실제로 동양인은 서양인에 비해 허벅지가 굵고 종아리가 짧은 경향이 있습니다.
하지만 이게 무조건 단점인 것은 아니에요. 오히려 서양 사람들은 허벅지 근육 키우는 걸 무척 중요하게 생각해요. 허벅지에 탄탄한 근력이 있어야 몸이 안정적으로 움직인다는 걸 잘 알고 있거든요. 그리고 허벅지에 볼륨이 있어야 섹시하다고 생각하기 때문에 허벅지가 굵은 걸 오히려 부러워한답니다. 그들은 동양인에 비해 얇은 허벅지를 타고나기 때문에 그만큼 열심히 운동을 해서 허벅지 근육을 발달시키는 거죠.
그러니 자기 몸에 좀 더 자신감을 가지세요. 허벅지 굵다고 너무 스트레스 받지 말고 튼실하게 타고난 허벅지가 더 예뻐지도록 하체 운동 열심히 하면 돼요.

| 꿀벅지 운동하면 허벅지가 너무 굵어지는 것 아닌가요?

흔히 말하는 꿀벅지는 허벅지를 둘러싸고 있는 근육들이 앞, 뒤, 안쪽, 바깥쪽 모두 발달한 상태를 말해요. 그러니까 허벅지가 그냥 크고 굵은 모양이 아니라 전체적으로 동~그란 모양을 하고 있어야 진정한 꿀벅지라고 할 수 있어요. 물론 모양이 예쁘게 잡힌 것일 뿐 사이즈는 결코 크지 않죠.
그렇게 보면 배우 공효진 씨의 허벅지는 운동으로 균형감 있게 잘 가꾼 정말 예쁜 허벅지랍니다. 이렇게 허벅지 라인이 잡히면 힙은 자연스럽게 올라가게 돼 있어요. 그리고 허벅지에 적당히 근육이 있어야 해요. 허벅지에 근육이 없으면 종아리가 일을 하기 때문에 종아리가 굵어진답니다.

| 어떤 옷을 입으면 하체가 예뻐 보일까요?

아무래도 하체 라인이 가장 부각되는 옷은 스키니 바지죠. 하지만 피부를 압박하니 건강에는 당연히 좋지 않아요. 그래도 그 예쁜 걸 안 입을 수도 없고… 그렇다면 최대한 보완하는 수밖에요!
스키니 입은 날엔 입욕, 샤워, 마사지 등으로 최대한 다리 피로를 풀어주세요. 다리 피로를 풀어주는 스트레칭도 필수! 스키니 입을 때 엉덩이를 살짝 뒤로 빼면 힙이 좀 더 업 되어 보인다는 것도 기억해 두세요. 청바지 화보에 이런 포즈가 많이 나온답니다. 허벅지를 부각시키고 싶을 땐 타이트한 스커트나 무릎 위로 10cm 정도 올라간 스커트가 딱이에요.

| 저는 골격이 커서 그런지 살을 빼도 슬림한 느낌이 안 들어요.

뼈대가 굵고 큰 사람은 살을 뺀다고 해도 뼈가 가느다란 사람보다는 아무래도 슬림한 느낌이 적죠. 타고나는 체형의 특성상 한계가 있는 건 사실이에요. 하지만 불평·불만만 하고 있는 건 시간 낭비!
일단 골격이 큰 분들은 스트레칭을 많이 해서 몸이 유연해지도록 하는 게 좋아요. 그래야 몸의 라인이 한결 부드러워진답니다. 여성스러운 옷을 입어서 부드러운 분위기를 연출하는 것도 스마트한 방법!
그리고 뼈가 굵은 사람들은 그것 자체를 콤플렉스로 생각하는 경우가 많은데, 실제론 뼈가 굵은 몸이 더 건강하고 좋은 몸이랍니다. 뼈가 탄탄하게 몸을 받쳐 주고 있으니 그만큼 몸이 건강하고 균형감이 있다는 뜻이지요. 자부심을 가지세요!

| 어떤 비키니를 입어야 제일 섹시할까요?

그동안 열심히 관리한 몸매를 드러내줄 때가 왔군요! 30일 운동 프로그램을 꾸준히 잘 실시했다면 어떤 비키니를 입든 다 예쁠 거예요. 그런데 이거 아세요? 실제로 몸매를 가장 잘 부각시켜 주는 건 비키니가 아니라 원피스 수영복이라는 거! 007 시리즈의 본드걸들은 비키니보다 원피스 수영복을 더 많이 입는답니다.
원피스 수영복을 입으면 허리 길이가 적나라하게 드러나고, 시선이 분산되는 비키니보다 다리에 시선이 더 많이 가요. 때문에 사람들이 생각하는 것처럼 몸매 커버가 되지 않아요. 오히려 몸매가 받쳐줘야만 원피스 수영복을 예쁘게 소화할 수 있답니다. 올여름엔 원피스 수영복으로 제대로 섹시미 한번 어필해 보는 건 어때요?

| 운동 롤모델로 삼을 만한 연예인은 누가 있을까요?

잘 보면 손예진 씨 몸이 아주 예뻐요. 타고난 라인이 예쁘기도 한데 운동을 통해 후천적인 관리도 아주 잘한 케이스죠. 예진 씨는 촬영이 없을 땐 매일 운동을 할 정도로 열심히 관리한답니다. 진재영 씨도 운동에 있어선 둘째가라면 서러울 거예요. 필라테스 전문가 자격증을 땄을 정도! 운동 10년차가 넘은 전도연 씨도 아기엄마가 맞나 싶을 정도로 탄탄하고 예쁜 몸을 유지하고 있지요. 하지만 역시나 공짜는 없어요. 그만큼 노력한 결과랍니다.
이미숙 씨나 김희애 씨도 롤모델로 삼을 만해요. 나이가 들면 등에 살이 잘 붙는데 등살은 한번 찌면 빼기가 엄청 어려워요. 하지만 그녀들은 지금도 등에 골이 쏙 파인 아름다운 뒤태를 유지하고 있죠. 20대 아이돌도 웬만해선 등을 잘 안 보인다는 걸 생각하면 40대가 넘어선 그녀들은 정말 대단하죠.
하지만 롤모델은 어디까지나 롤모델일 뿐! 그들이 하는 노력을 목표로 삼되 나와 다른 사람을 너무 비교하진 마세요. 비교 대상을 만들면 마음만 급해질 뿐 아무런 도움이 되지 않아요. 다이어트도 그렇고 인생의 모든 일들이 그렇죠.
사람은 다 타고난 조건이 다르니까 '누구처럼' 되려고 하지 말고 오로지 현재의 '나'에 집중하세요. 다른 사람 말고 '오늘의 나'를 경쟁상대로 삼고 나에게 가장 이상적인 목표치를 이루기 위해 노력하세요. 그러면 다이어트, 분명 성공할 수 있어요!

4th WEEK 22-28 DAY

30일 운동 4주차 하체편

마지막이 얼마 남지 않았어요! 4주차는 여성의 건강과도 밀접한 골반 운동과 종아리, 힙, 허벅지에 남다른 볼륨감을 만들어 주는 강도 높은 운동들로 채워져 있습니다. 우리는 겉은 가냘프지만 속은 탄력 있는 바디 미인으로 거듭나고 있어요!

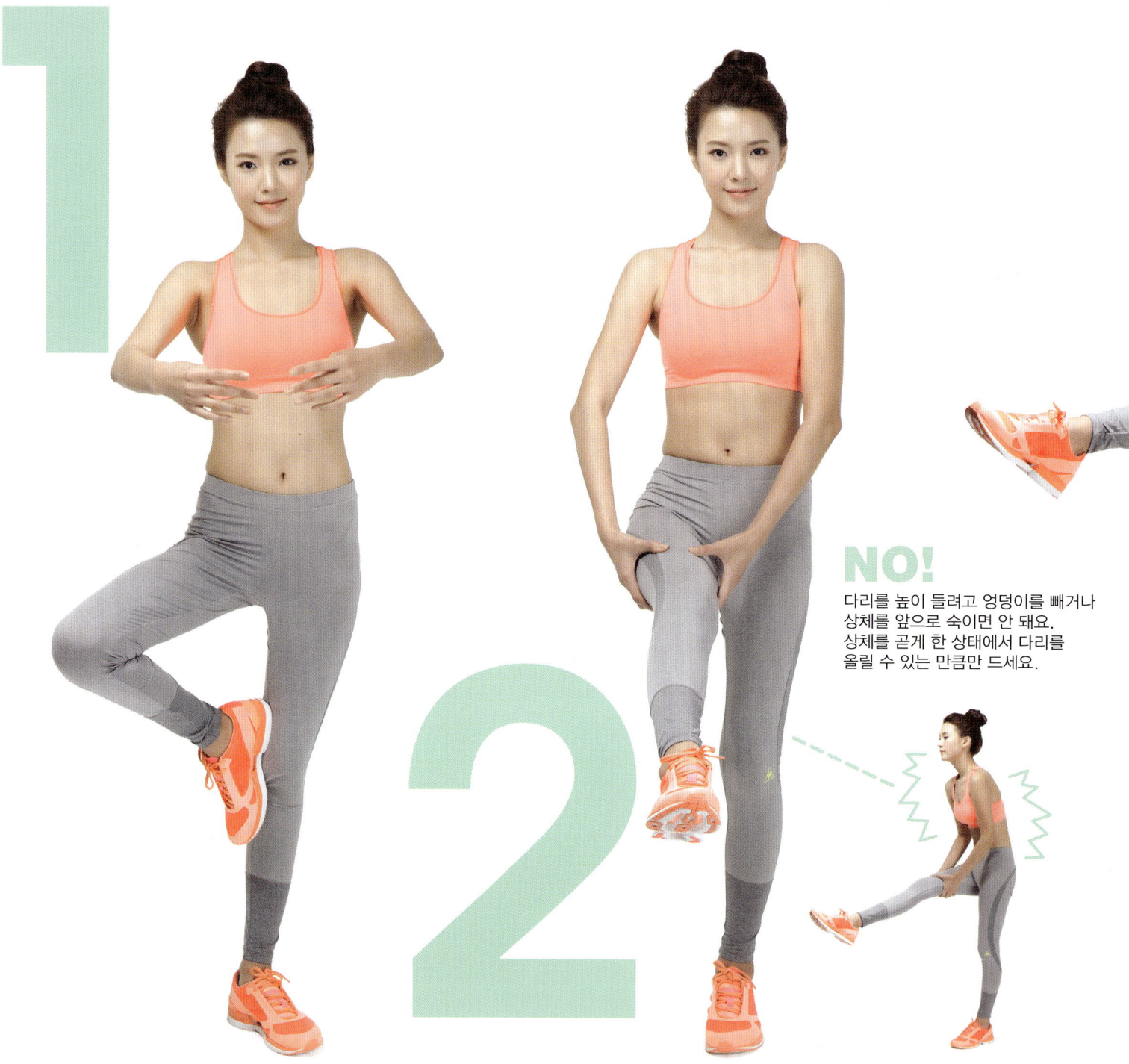

발레의 파세데벨로페(Passe Developpe) 동작이에요. 쉬워 보이지만 절대 쉽지 않답니다. 한 다리를 축으로 하고 다른 다리를 구부렸다 공중에서 펴는 동작인데 허벅지 안쪽 근육을 쫙 잡아줘서 군살 없이 슬림한 다리를 만들 수 있어요. 다리 근력을 탄탄하게 키워줘서 건강미까지 더해준답니다.

운동 부위	운동 강도	운동 종류
허벅지/복부	약 ●─●─● 강	발레

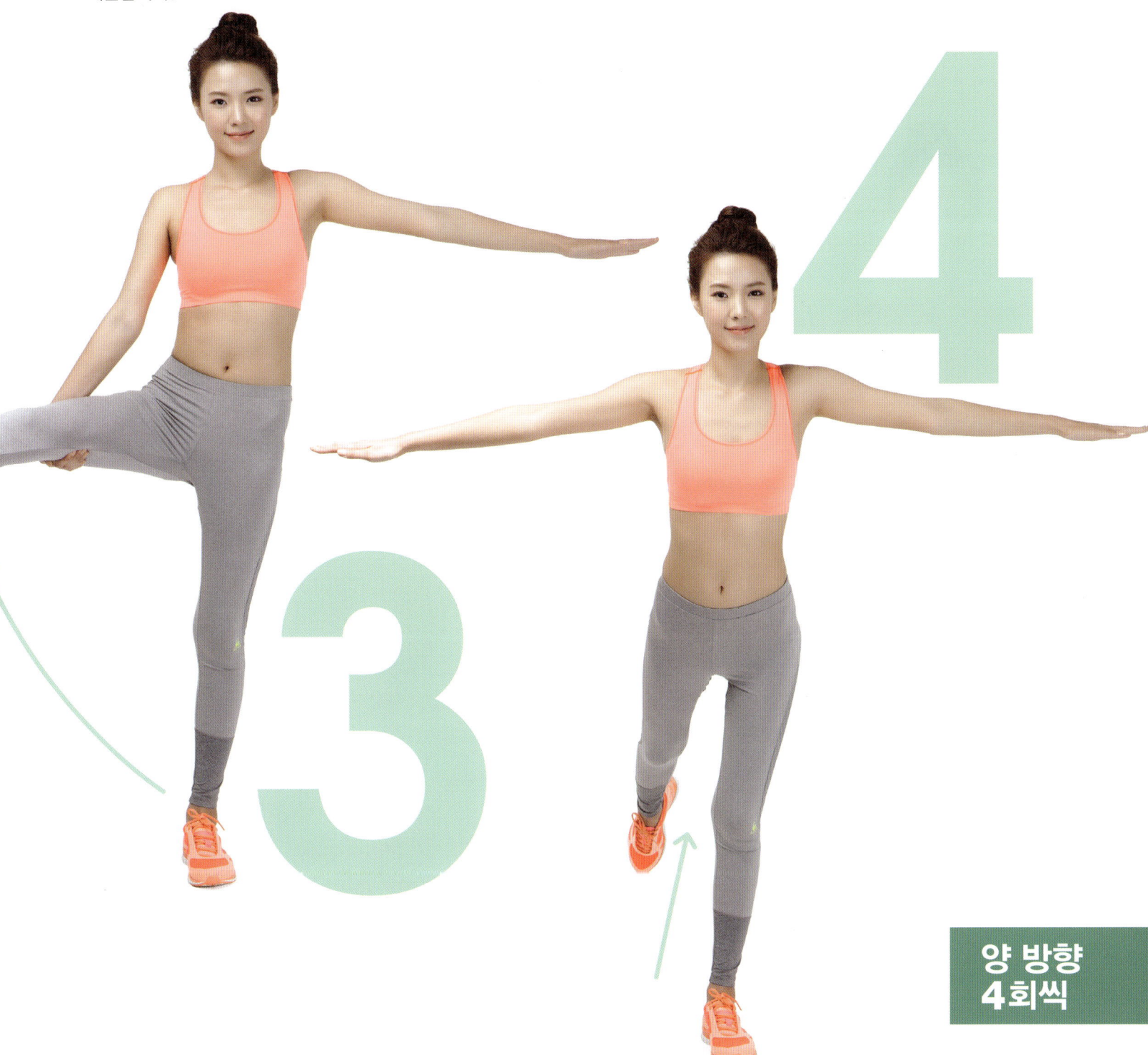

양 방향 **4**회씩

3 1번 동작으로 돌아갔다가, 손으로 다리를 잡고 옆으로 쭉 펴세요.
다른 쪽 팔은 옆으로 쭉 뻗어 균형을 잡으세요.

4 1번 동작으로 돌아갔다가, 다리를 뒤로 쭉 뻗으세요.
양팔을 옆으로 뻗어 균형을 잡으세요.

23 DAY _{4th Week} | 힙에 **남다른 볼륨감**이 생긴다!
크로스 밸런스 런지

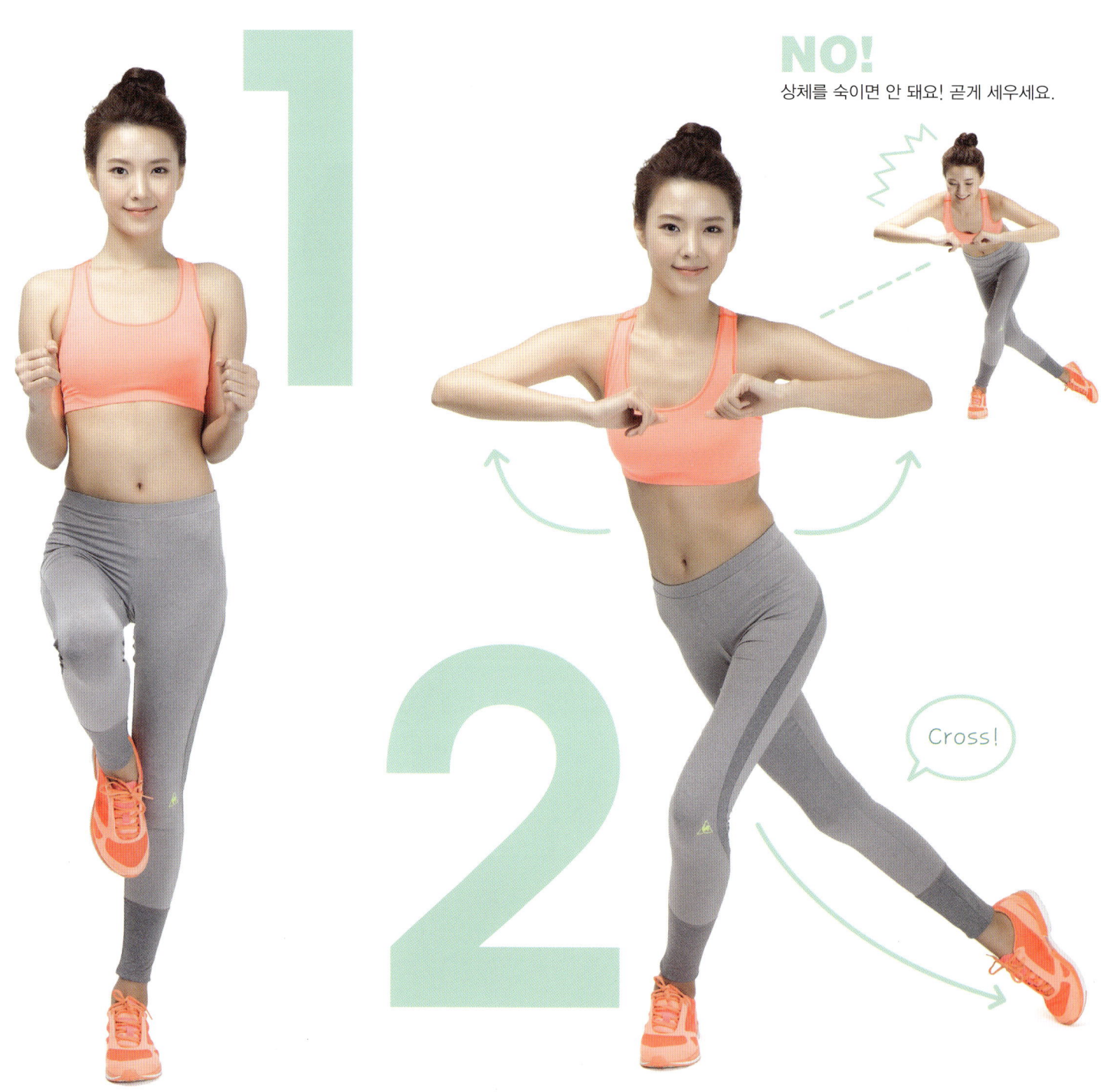

1 한쪽 다리로 서고 다른 쪽 무릎을 구부린 후 직각으로 들어 올리세요.
양팔은 접어서 겨드랑이 옆에 붙이세요.

2 들어 올린 다리의 무릎을 펴면서 뒤쪽으로 사선으로 쭉 뻗으세요.
팔은 구부린 상태에서 어깨와 수평이 되게 들어 올리세요.
몸통은 정면을 바라보세요.

사선 뒤쪽으로 다리를 뻗어주는 동작을 반복하면 힙이 다양한 방향으로 많이 움직이게 돼서 볼륨감이 생긴답니다. 동시에 허벅지도 사선으로 운동을 해서 매끈한 라인이 잡히고 벌어진 골반을 예쁘게 닫아주는 효과도 있어요. 허리가 잘록해지기까지! 여성들에게 아~주 좋은 운동이죠.

운동 부위	운동 강도	운동 종류
힙/허벅지/허리	약 ●─── 강	TRX

3

Cross!

4

4회 반복

3 | **다리를 바꿔 처음과 같은 자세를 취하세요.**

4 | **무릎을 펴면서 발을 뒤쪽으로 사선으로 쭉 뻗으세요.**
양 방향 연속으로 동작을 하세요.
동작을 할 때 상체가 흔들리지 않게 주의하세요.

24 4th Week DAY | 허벅지 셀룰라이트 활활 태워주마
싱글레그 스쿼트

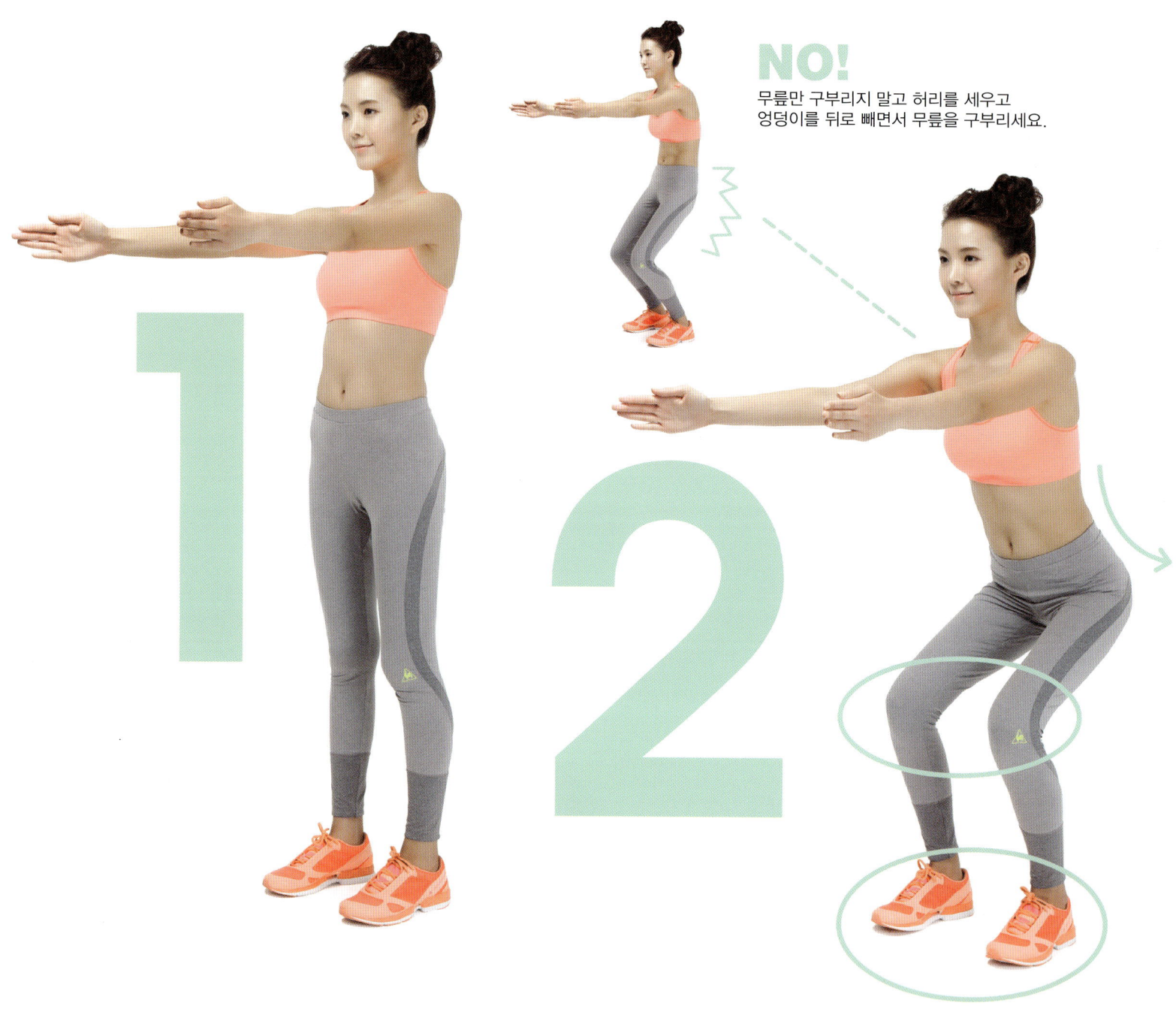

NO!
무릎만 구부리지 말고 허리를 세우고 엉덩이를 뒤로 빼면서 무릎을 구부리세요.

1 다리를 어깨너비로 벌리고 선 후 팔을 앞으로 뻗으세요.

2 상체를 곧게 편 상태에서 천천히 엉덩이를 뒤로 빼면서 무릎을 구부리세요.
여기까지가 일반적인 스쿼트 동작입니다. 무릎이 엄지발가락 앞쪽으로 나가지 않을 정도로만 구부리세요. 무릎을 너무 많이 구부리면 운동효과가 떨어지고 부상을 입기도 쉬워요.

하체 운동의 바이블이라고 할 수 있는 '스쿼트(Squat)'의 TRX 버전입니다. 허벅지 사이즈를 줄여주고 힙과 다리 라인에 탄력을 주지요. 하지만 동작이 만만치 않아요. 허벅지 아래쪽과 지탱하는 다리가 부들부들 떨리는 게 느껴질 거예요. 하지만 그만큼 효과는 굿! 천천히 동작을 실시하면서 허벅지에 다닥다닥 붙어 있는 셀룰라이트들을 활활 태워주세요.

운동 부위	운동 강도	운동 종류
허벅지/힙	약 ●―●―○―● 강	TRX

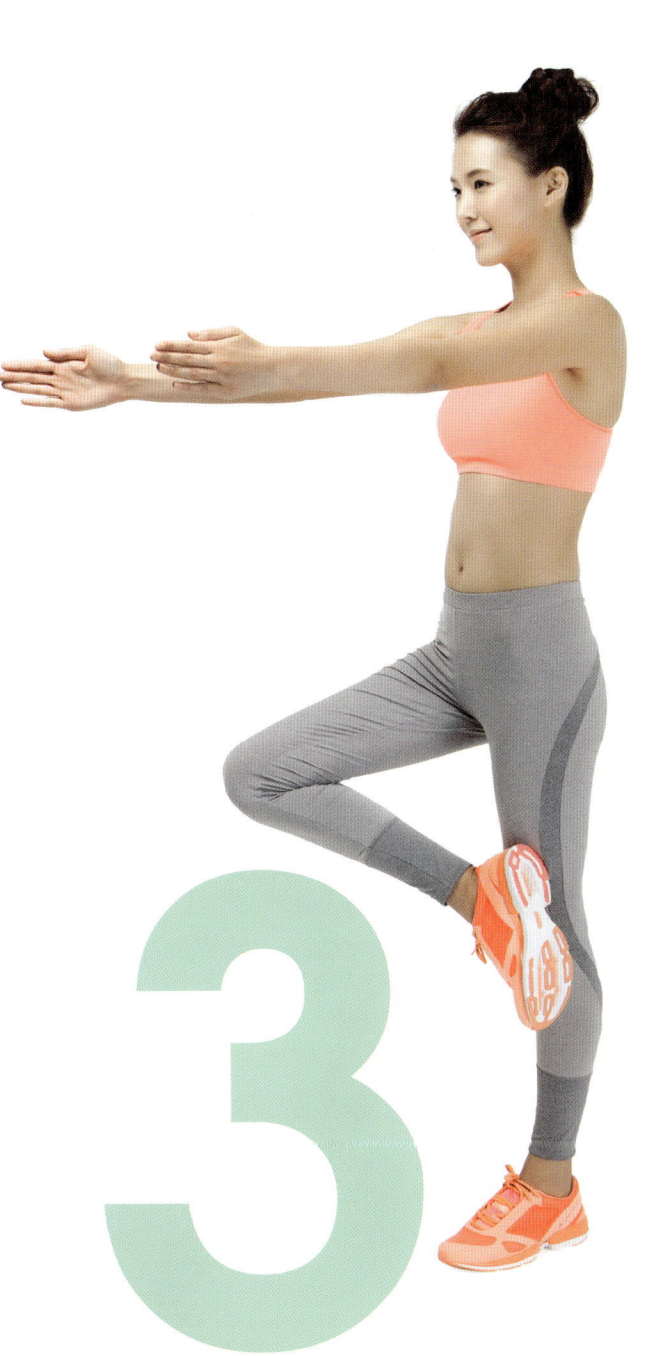
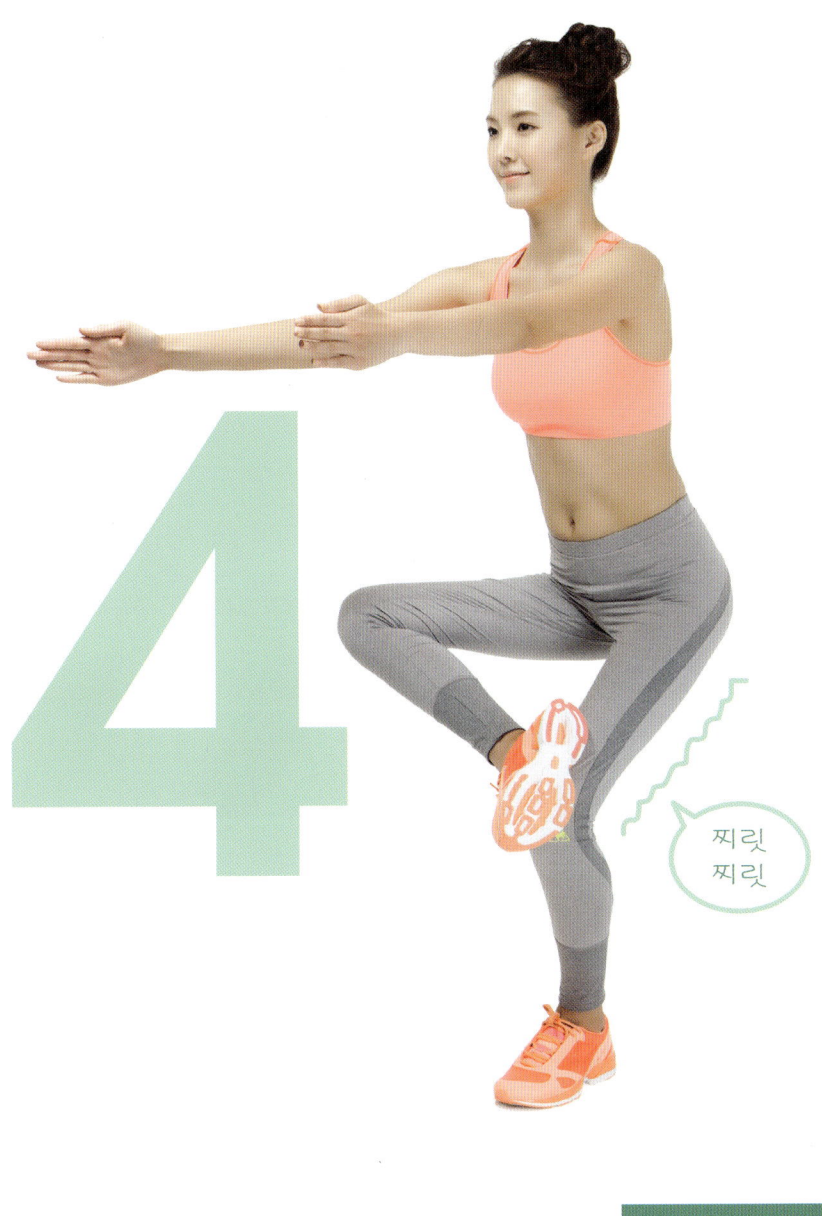

찌릿 찌릿

양 방향 4회씩

3 다리를 편 후 한쪽 다리를 다른 쪽 다리에 살짝 갖다 대세요.

발을 완전히 얹어 기대지 말고 살짝 갖다 대기만 하세요.

4 그대로 2번처럼 무릎을 구부리세요.

싱글레그 스쿼트 동작으로 2번의 스쿼트보다 좀 더 강도가 높아 칼로리가 효율적으로 소모됩니다. 허벅지 라인도 훨씬 세밀하게 잡아주는 동작입니다. 허벅지가 당기는 걸 느끼면서 천천히 동작을 반복하세요.

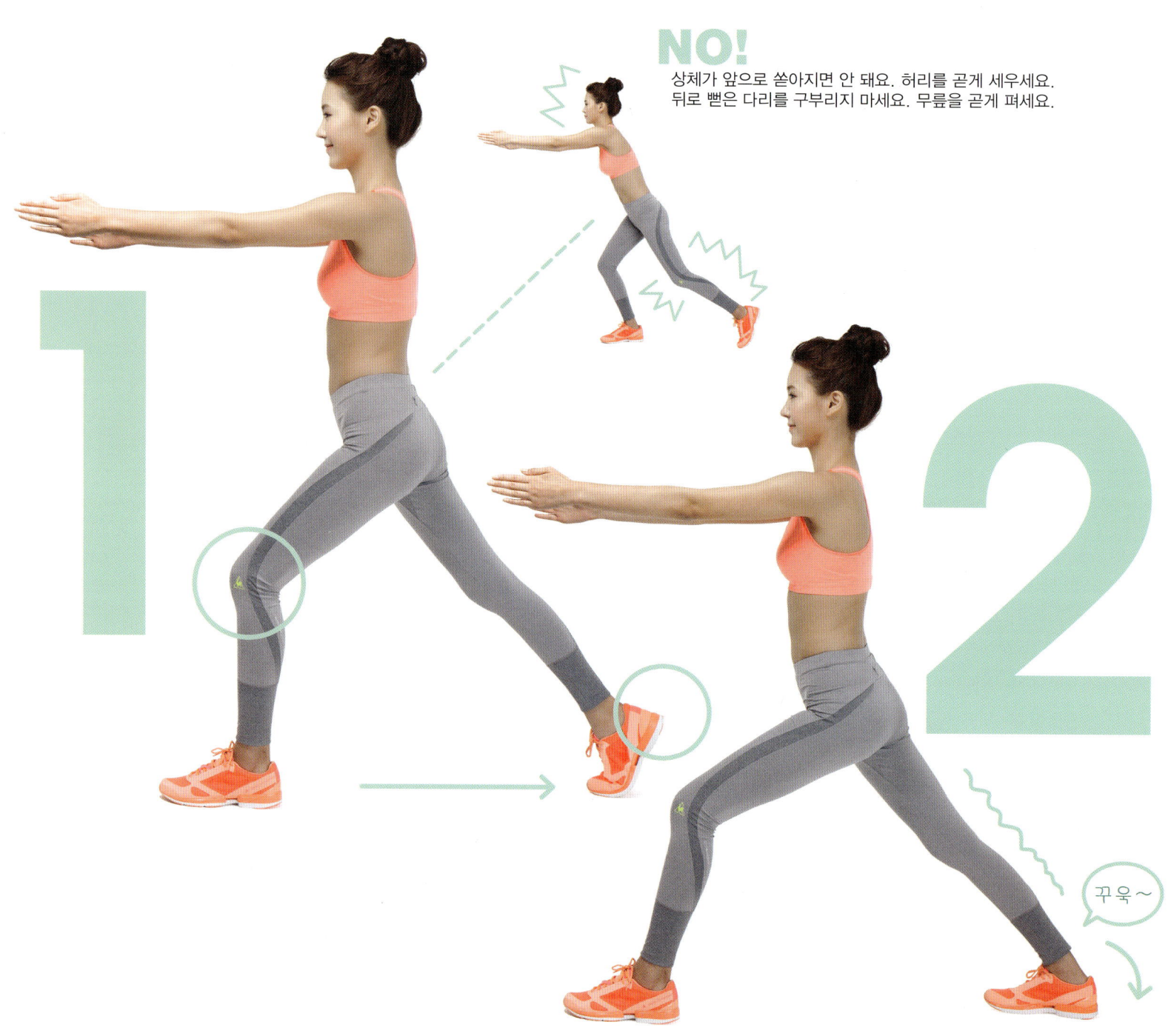

앙상한 나뭇가지처럼 삐쩍 마르기만 한 종아리는 매력 없어요. 허벅지에서 글래머러스한 곡선을 타고 내려오면서 부드러운 느낌으로 길게 쭉 뻗어야 한없이 여성스러우면서도 섹시한 느낌이 폴폴 묻어나오죠. 허벅지와 종아리를 잇는 라인을 확실하게 다듬어 봅시다.

운동 부위	운동 강도	운동 종류
허벅지/종아리	약 ●—●—● 강	피트니스

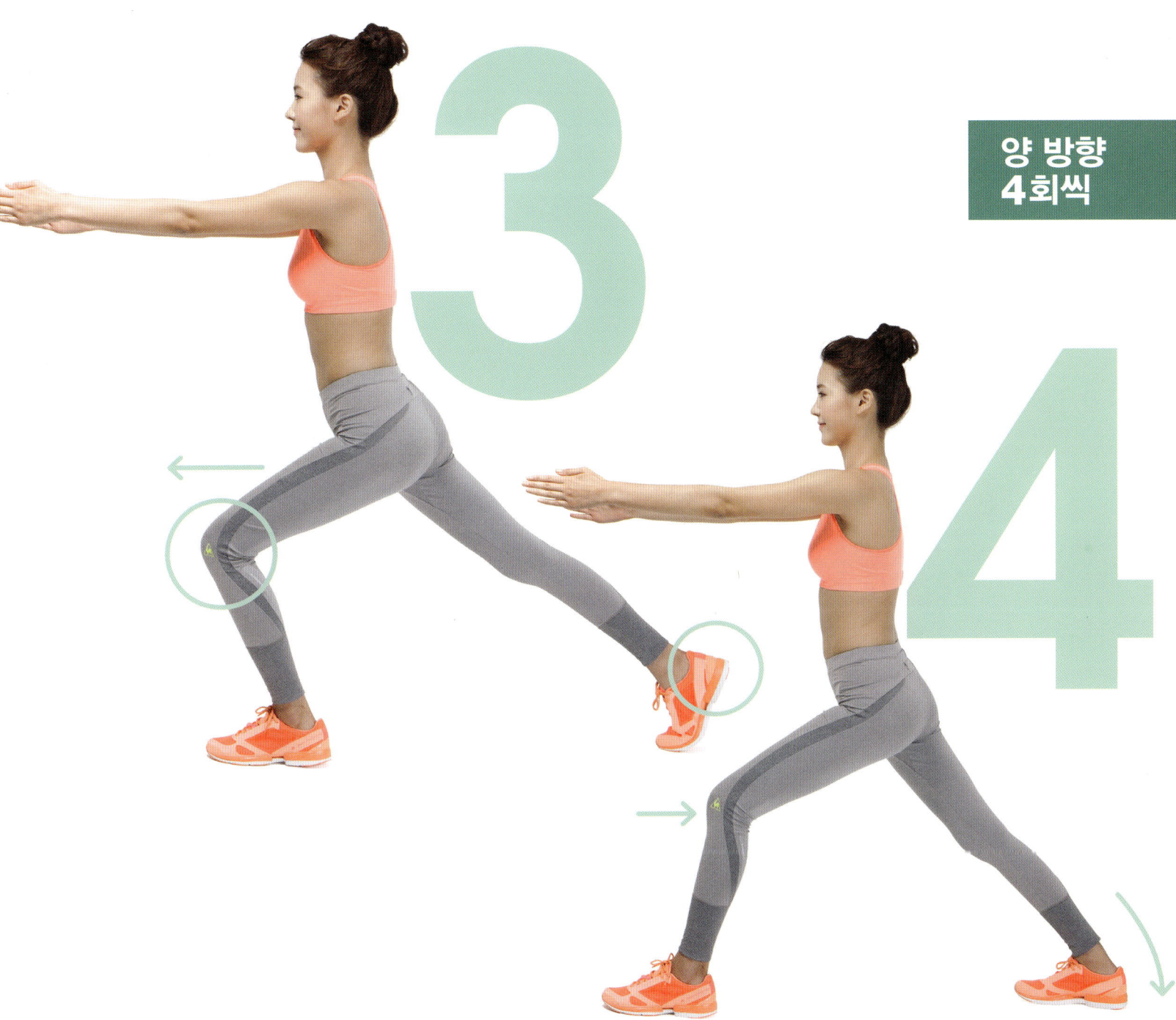

양 방향 4회씩

3 뒤로 뻗은 다리의 뒤꿈치를 살짝 들어 올린 후 체중을 앞으로 뻗은 다리의 허벅지에 실으면서 앞쪽 다리를 살짝 구부리세요.
종아리가 늘어나는 걸 확실히 느끼면서 천천히 체중을 앞쪽으로 밀어주세요.
이때 키가 2번 동작 때보다 커지지 않아야 해요.

4 2번 자세로 돌아오세요.
다리를 뒤로 빼고 종아리를 늘리는 동작을 4회 반복하세요. 할 때마다 다리를 조금씩 더 구부려 몸의 높이가 점점 낮아지도록 하세요.

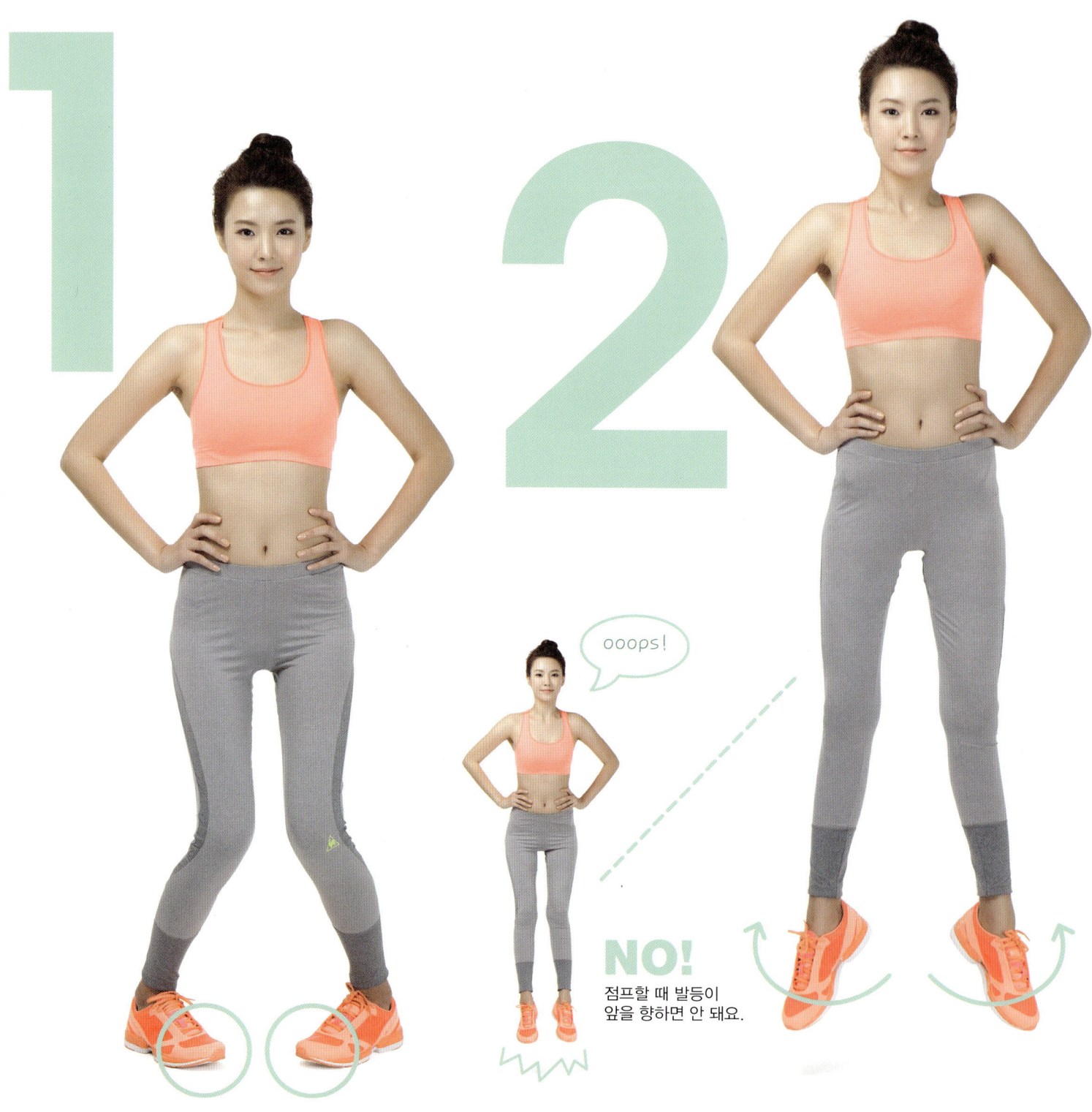

26 DAY 4th Week | 매끈하고 동그란 허벅지 종결자
발레리나 점프

1 발등이 다리 안쪽을 향하게 하고 선 후 무릎을 살짝 구부리세요.
손은 허리에 자연스럽게 얹으세요.

2 발등이 바깥쪽을 향하게 돌리면서 점프!
양발이 동시에 공중에 떠야 해요.

NO! 점프할 때 발등이 앞을 향하면 안 돼요.

ooops!

발레리나들이 흔히 하는 점프 동작입니다. 점프하면서 두 발 방향을 교대로 바꿔주는 것인데, 보기보다 강도가 꽤 높은 운동이랍니다. 허벅지 안쪽과 바깥쪽 라인을 동시에 잡아주기 때문에 튀어나온 살 없이 동그랗고 예쁜 모양을 만들 수 있어요. 점프 하면서 유산소 운동이 되기 때문에 칼로리 소모 효과도 상당해요.

운동 부위	운동 강도	운동 종류
허벅지	약 ●—●—● 강	발레

연속 16회

3 **발등이 바깥쪽을 향하게 한 상태로 착지한 후 무릎을 살짝 구부리세요.**
점프하고 착지할 때 상체가 앞으로 쏠아지지 않게 주의하세요.
허리를 곧게 펼 것!

4 **발등이 안쪽을 향하게 돌리면서 점프!**
점프&착지와 동시에 바로바로 발등 방향이 바뀌는 게 중요해요. 거울을 보면서 발등 방향을 확인하며 점프하면 더욱 좋아요.

27 DAY 4th Week

우아한 여신 같은 실루엣
엘레강스 캣

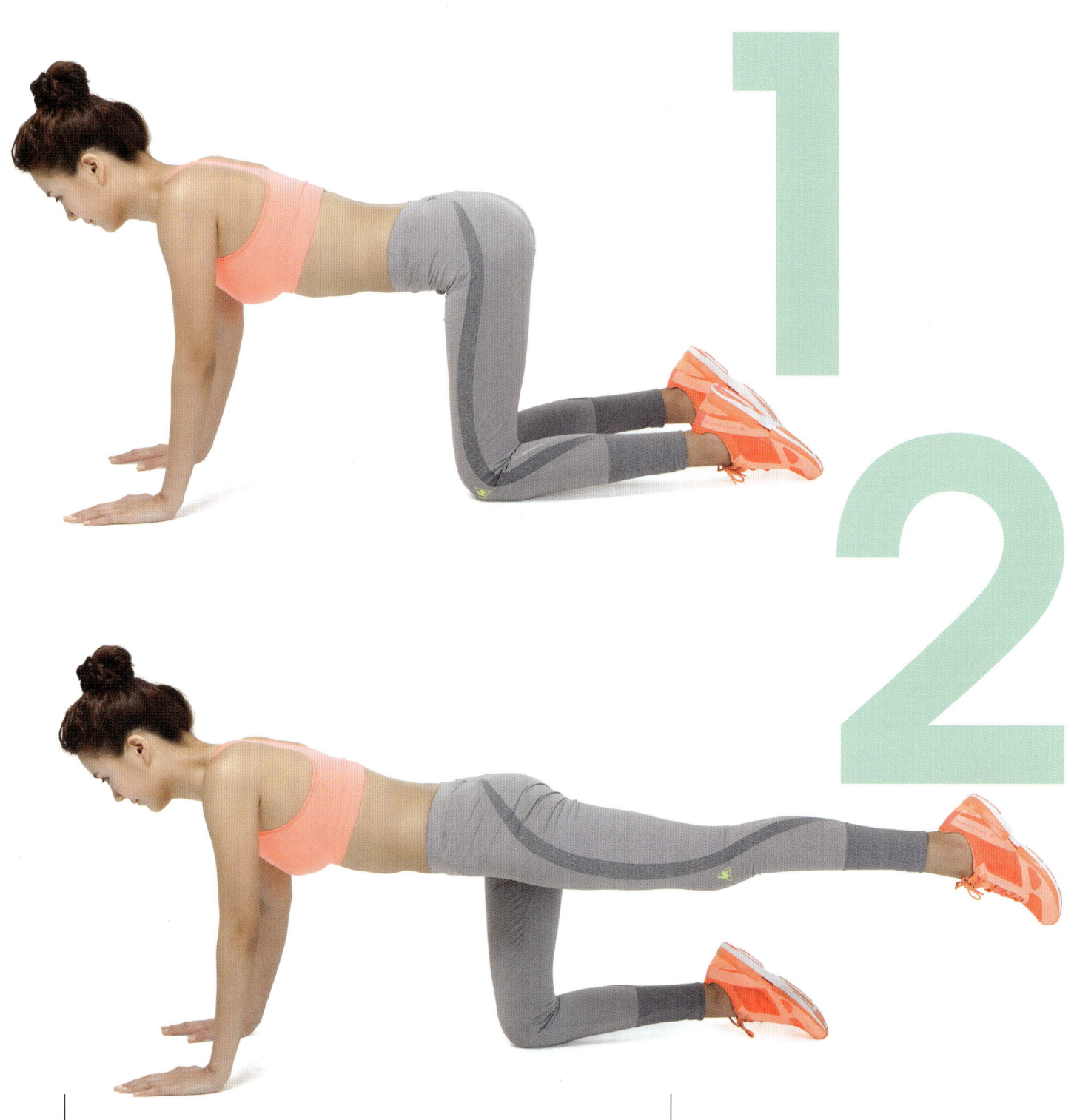

1 양손, 양 무릎을 바닥에 대고 엎드리세요.
흔히 말하는 '고양이 자세'입니다. 고개는 자연스럽게 아래를 바라보세요.

2 한쪽 다리를 수평으로 길게 뻗으세요.

바닥에 무릎을 대고 엎드려서 뒷다리로 원을 그려주는 동작이에요. 좀 더 세밀하게 하체 라인을 잡아주는 운동이죠. 힙을 더 예쁜 모양으로 올려주고 허벅지 모양을 동그랗고 매끈하게 잡아줍니다. 전체적으로 밸런스 있는 실루엣이 완성되어 가고 있어요. 우아한 여신 같은 실루엣을 떠올리면서 천천히 정성스럽게 동작을 실시해 주세요.

운동 부위	운동 강도	운동 종류
허벅지/힙/골반	약●─●─●─◉─강	필라테스

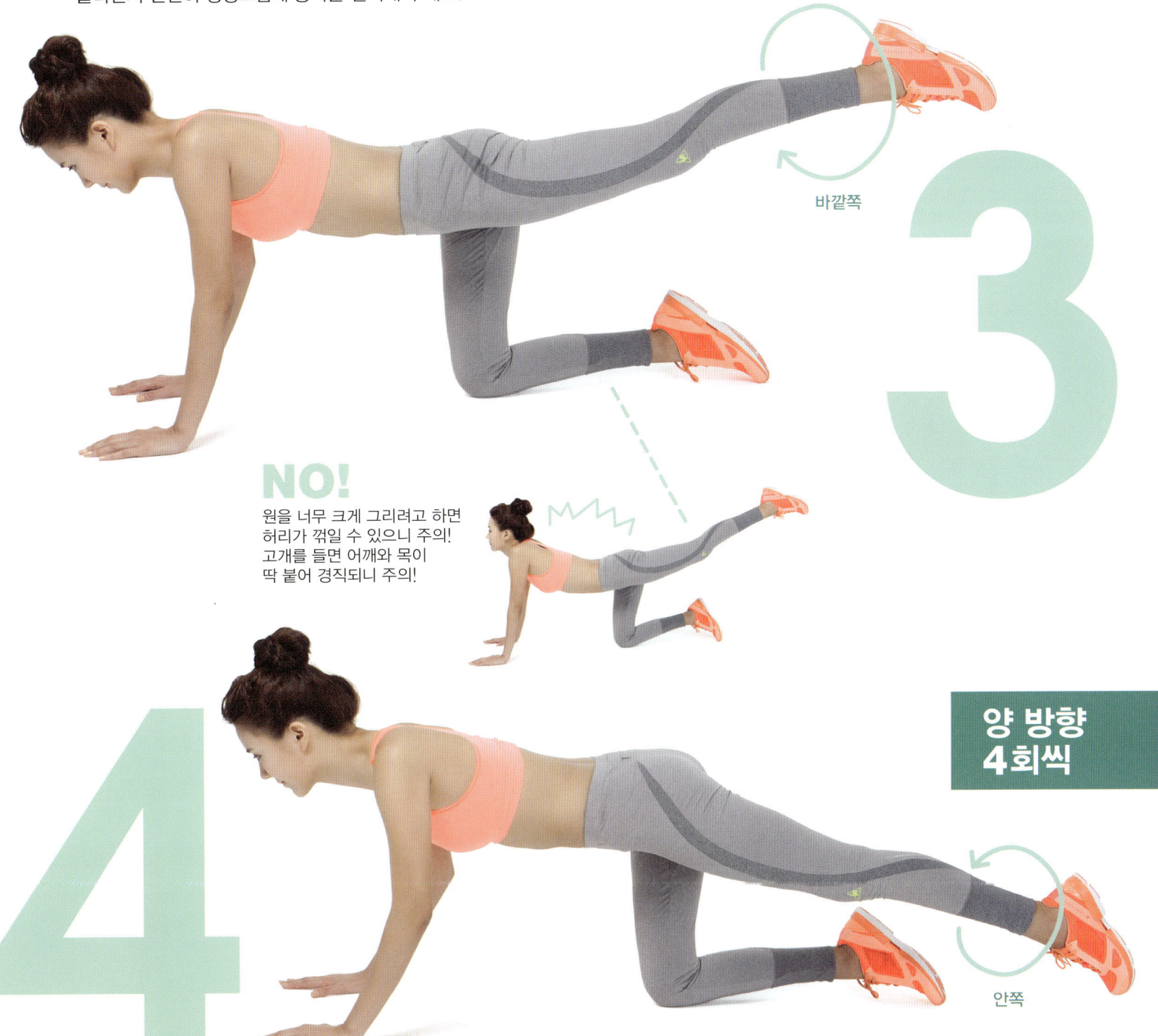

NO!
원을 너무 크게 그리려고 하면 허리가 꺾일 수 있으니 주의! 고개를 들면 어깨와 목이 딱 붙어 경직되니 주의!

양 방향 4회씩

3 뒤로 뻗은 다리로 바깥쪽으로 원을 그리세요.

다리만 돌려서 원을 그려야 해요. 허리가 흔들리지 않게 복부에 힘을 주세요. 원은 너무 크게 그리지 않아도 괜찮아요. 원을 그릴 때 골반이 기울어지지 않게 주의하세요. 힙을 딱 닫아주는 느낌으로 힙에도 힘을 주세요.

4 뒤로 뻗은 다리로 안쪽으로 원을 그리세요.

골반이 짝짝이인 사람은 동작이 잘 안 되는 쪽이 있을 거예요. 잘 안 되는 쪽 다리로 먼저 동작을 실시하세요. 손목이 아프면 팔꿈치를 땅에 대고 동작을 하세요. 반대쪽 다리로 바꿔서 동작을 실시하세요.

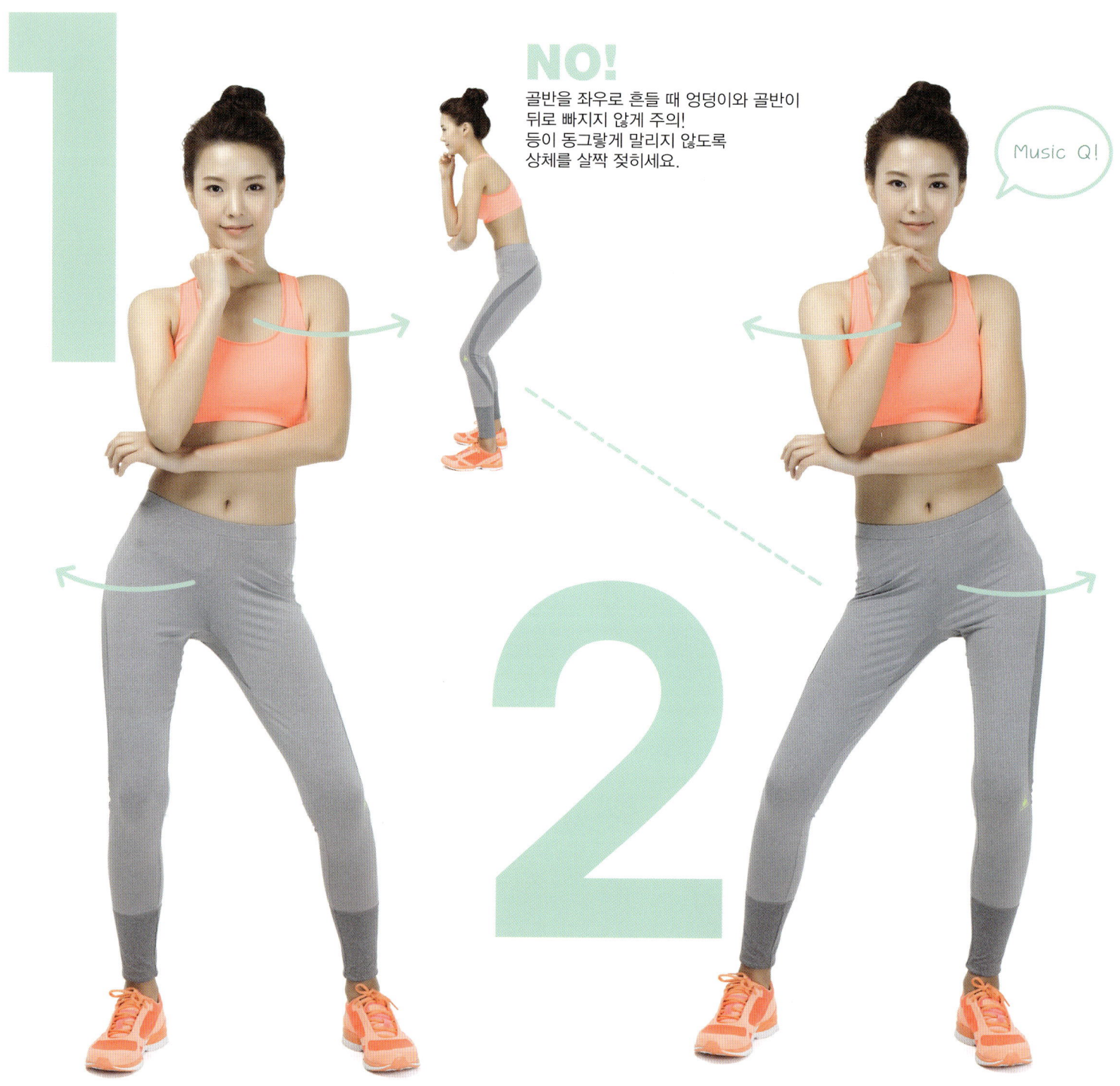

한 주의 마지막, 다시 한 번 댄스 타임! 브아걸의 시건방춤으로 기분 전환 한번 해볼까요? 시건방춤은 골반을 풀어주는 데 더할 나위 없이 좋은 동작이랍니다. 어깨와 골반을 서로 반대 방향으로 움직여 주는 것이 포인트! 상체를 시건방지게 뒤로 젖히고 눈은 시크하게 내려 깔고~ 자, 뮤직 큐!

운동 부위	운동 강도	운동 종류
골반	약 ●―― 강	댄스

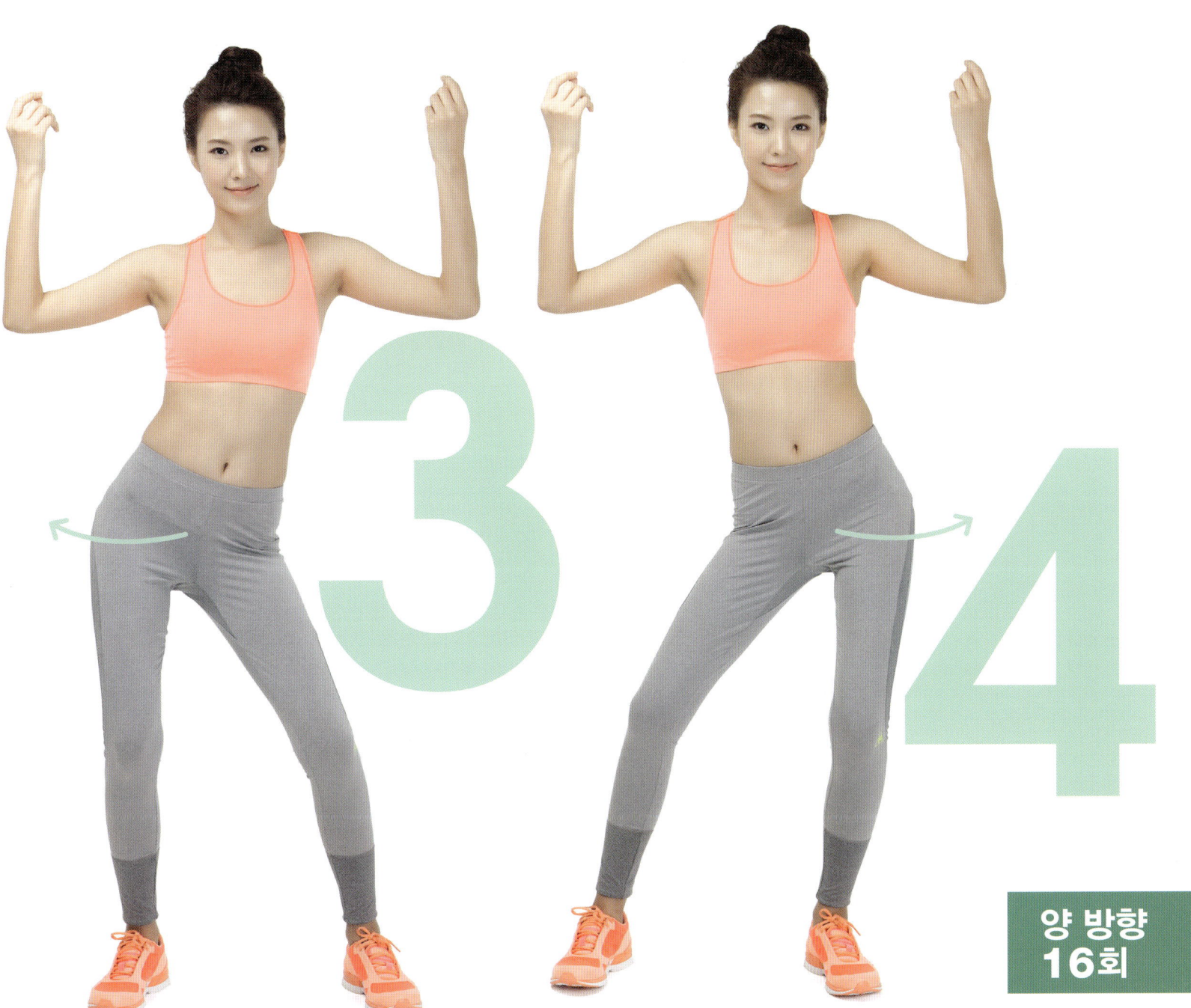

양 방향 16회

3 양팔을 위로 올리고 한쪽으로 골반을 미세요. 상체는 반대로!
어깨가 활짝 펴지는 동작으로 어깨 이완에 도움이 되지요.

4 다시 방향을 바꾸세요.
부드럽게 좌우로 왔다갔다 하는 동작을 통해 골반의 유동성이 향상됩니다.

4th Week
이때쯤이면 궁금해지는 것들

Q&A 생활 속 통증에 대해

몸이 아픈 데는 **이유가 있죠**

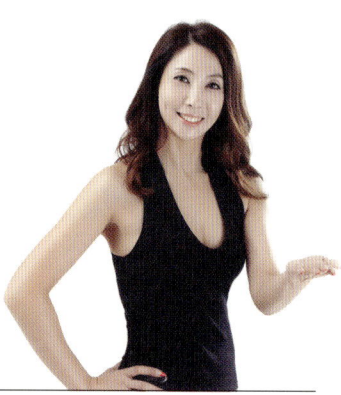

| 걷거나 오래 서 있는 일이 많아서 다리가 늘 아파요.
걸을 때 다리만 쓰지 말고 복근도 이용해야 해요. '배'로도 걷는다고 생각을 하고 복부에 힘을 딱 주세요. 그러면 다리의 부담이 줄어들면서 다리 피로가 덜해진답니다. 그리고 틈틈이 발가락을 까닥까닥 하거나 발목을 돌리면서 발을 이완해 주세요. 발만 잘 이완해줘도 다리 피로가 금세 풀려요. 오래 서 있거나 많이 걸으면 고관절(골반과 허벅지를 연결하는 관절)에 통증이 오는 경우도 많아요. 고관절은 체중의 압력을 가장 많이 받는 곳 중 하나이기 때문에 쉽게 통증이 오죠. 고관절이 아플 때에는 다리를 돌리는 동작을 많이 해서 피로를 풀어주세요. 허벅지 안쪽 근육을 키워주면 고관절의 부담이 적어져 통증도 줄어든답니다.

| 힐이 건강에 안 좋은 건 아는데 안 신을 수도 없고… 고민이에요.
알다시피 힐을 신으면 발에 엄청 무리가 가요. 하지만 힐을 신는 순간 복부에 힘이 들어가면서 척추가 펴져서 다른 관절에는 무리가 덜 간답니다. 몸의 전체 실루엣도 예뻐지죠.
반면 플랫슈즈는 발 자체는 편하게 해주지만 복부, 척추를 구부리게 되기 때문에 다른 관절에 무리가 많이 가고 전체 라인도 흐트러져요. 그러니까 힐, 플랫슈즈 어느 쪽도 무조건 좋고 나쁘다고 할 수 없어요. 적절히 나눠 신으면서 발의 피로를 풀어주고 자세가 흐트러지지 않게 의식적으로 교정해 주는 게 중요하지요. 신발은 굽이 조금 있고 바닥이 부드러운 걸 신는 게 가장 좋고요.
사실 몸에 제일 나쁜 신발은 '조리'예요. 조리를 신으면 발을 질질 끌면서 걷게 되기 때문에 워킹 자세가 흐트러져서 전반적으로 관절의 균형이 깨져 버려요. 그래서 조리를 오래 신으면 고관절에 통증이 오게 된답니다. 꼭 조리를 신어야 한다면 너무 오랜 시간 신지는 않도록 하세요.

| 잘못된 자세 습관 중 가장 먼저 버려야 할 것은 뭔가요?
다리 꼬는 것! 골반이 틀어지기 때문에 하체 관리할 때 가장 안 좋은 자세예요. 한쪽 다리에 체중이 실리니까 혈액순환도 제대로 되지 않고 두 다리의 균형이 맞지도 않게 되지요. TV 보면 아나운서들이 특히 다리를 많이 꼬는데 겉으로 보기엔 당당하고 멋있어 보이지만, 실제로 만나 운동을 가르쳐보면 몸의 라인이 망가져 있는 경우가 많더라고요. 보이는 게 다가 아니랍니다.
다리를 꼬는 게 습관이 돼서 그냥 앉아 있으면 왠지 어색하다면 다리 사이에 야구공이나 책을 하나 끼워두고, 그것이 빠지지 않게 무릎과 허벅지에 힘을 주세요. 다리 꼬는 습관도 고칠 수 있고 허벅지 안쪽 라인을 다듬는 데도 도움이 된답니다. 좀 더 편안한 자세를 원한다면 두 무릎과 허벅지를 붙이고 다리만 ㅅ자로 떨어뜨리는 것도 괜찮아요.
아무리 노력해도 다리 꼬는 습관을 고칠 수 없다면? 어쩔 수 없죠. 그냥 꼬던 대로 꼬고 골반 운동, 하체 운동 열심히 하세요.

| 골반이 틀어졌는지 자가체크 하는 방법을 알려주세요.
걸을 때 자기 발 모양을 잘 관찰해 보세요. 八자로 걷거나 안짱다리로 걷고 있다면 골반이 틀어졌다는 증거예요. 그래서 바른 걸음걸이가 중요합니다. 걸음이 바르지 않으면 골반이 틀어지고 골반이 틀어지면 척추가 틀어져요. 척추가 틀어지면 온몸의 밸런스가 깨지게 되지요. 그러니까 이제부터 걸을 때 자기 발 모양을 의식적으로 관찰하면서 발이 똑바로 앞을 향하게 되게 걸으세요. 피트니스 센터에서 걷기 운동 할 때도 TV 보면서 습관적으로 걷지 말고 자신의 걸음걸이를 바라보면서 걸어야 제대로 운동효과를 낼 수 있어요.
일자로 걷는 게 잘 되지 않으면 박스 테이프를 바닥에 붙여두고 그 위로 걸으면서 일자걸음 연습을 하세요. 골반 운동도 많이 해서 균형을 잃은 골반을 교정해 주고요. 걸음걸이와 자세만 바르게 해도 몸매가 얼마나 예뻐진다고요!

| 바닥에 앉는 것보다 의자에 앉는 게 더 좋나요?
바닥에 앉는 동양식 좌식생활은 아무래도 하체에 부담을 줄 수 있는 요소가 많아요. 특히 무릎을 꿇고 앉거나 다리를 쪼그려 앉으면 무릎과 종아리에 부담이 간답니다. 의자에 앉으면 무릎이나 종아리가 좀 더 자유롭게 움직일 수 있기 때문에 혈액순환도 잘 되고 근육 발달에도 도움이 되지요. 의자에 앉아 있을 때 다리를 교대로 쭉쭉 펴거나 발목을 당겼다가 폈다가 하는 식으로 틈틈이 스트레칭을 해주세요.
그리고 의자 끄트머리에 힙을 대고 앉은 후 배와 복부를 쭉 펴서 앉으면, 앉아 있는 자세 자체가 운동이 되기도 한답니다. 의자 깊숙이 몸을 넣으면 등이 펴지기는 하지만 복부가 일을 안 하게 돼서 뱃살이 축적되기 쉽죠.

| 요즘 손목이 너무 아픈데 병원에 가도 딱히 원인이 없다고 하네요.
생활은 더 편리해지고 의학기술은 더욱 발전했는데, 이상하게 현대인들은 예전보다 더 아픈 곳이 많은 것 같아요. 정신적 스트레스 때문이기도 하고 잘못된 자세와 생활습관, 운동 부족 등이 원인이 되기도 하지요.
요즘 가장 흔한 것 중 하나가 손목에 통증을 느끼는 '터널증후군'이에요. 하루 종일 고정된 자세로 마우스를 잡는 등 손목에 과한 부담을 줘서 생기는 것인데, 처음엔 손목만 아프지만 어깨, 팔꿈치까지 증세가 이어질 수 있어요. 이런 증상은 X-레이나 MRI로는 원인이 나오지 않죠.
하지만 치료 방법은 생각보다 간단합니다. 약물 치료를 하는 것보다는 수시로 손목을 돌리거나 손가락을 접었다 펴서 이완을 해주고, 고정된 자세가 오랫동안 이어지지 않게 수시로 몸을 움직이고 스트레칭을 해주면 된답니다. 손목이나 발목 주위에 근육이 없으면 살짝 넘어져도 인대가 늘어나기 쉬우니 평소에 손목, 발목 운동을 해서 근력을 키워주는 것도 중요해요.

| 계단 오르내릴 때 무릎이 너무 아파요.
무릎 통증 하면 대부분 관절염을 생각하는데, 관절염이 없는 20~30대도 무릎 통증이 올 수 있답니다. 몸에 비해 체중이 많이 나가면 무릎에 부담이 많이 가요. 그래서 과체중인 사람은 관절의 건강을 위해 체중을 줄여줘야 하죠. 체중이 많이 나가지 않는데도 무릎이 곧잘 아프다면 잘못된 자세와 걸음걸이 때문일 수 있어요. 걸음걸이나 평소 자세를 바르게 하도록 노력하고 허벅지와 복부 근력을 키워서 체중을 지탱하는 무릎의 부담을 줄여 주세요.

5 LAST WEEK
29-30 DAY & SPECIAL

30일 운동 마지막 주 하체편

몸의 라인이 달라지고 있는 게 느껴지시나요? 마지막 주에는 강도 높은 근력 운동이 아니라, 전체 실루엣을 아름답게 잡아주는 스트레칭이 준비돼 있습니다. 아침, 점심, 저녁 언제 어디서든 할 수 있는 일상 속 짬짬이 운동과 마사지는 스페셜 보너스!

29 DAY Last Week | 하체 군살 제로에 도전한다
스키니 레이디

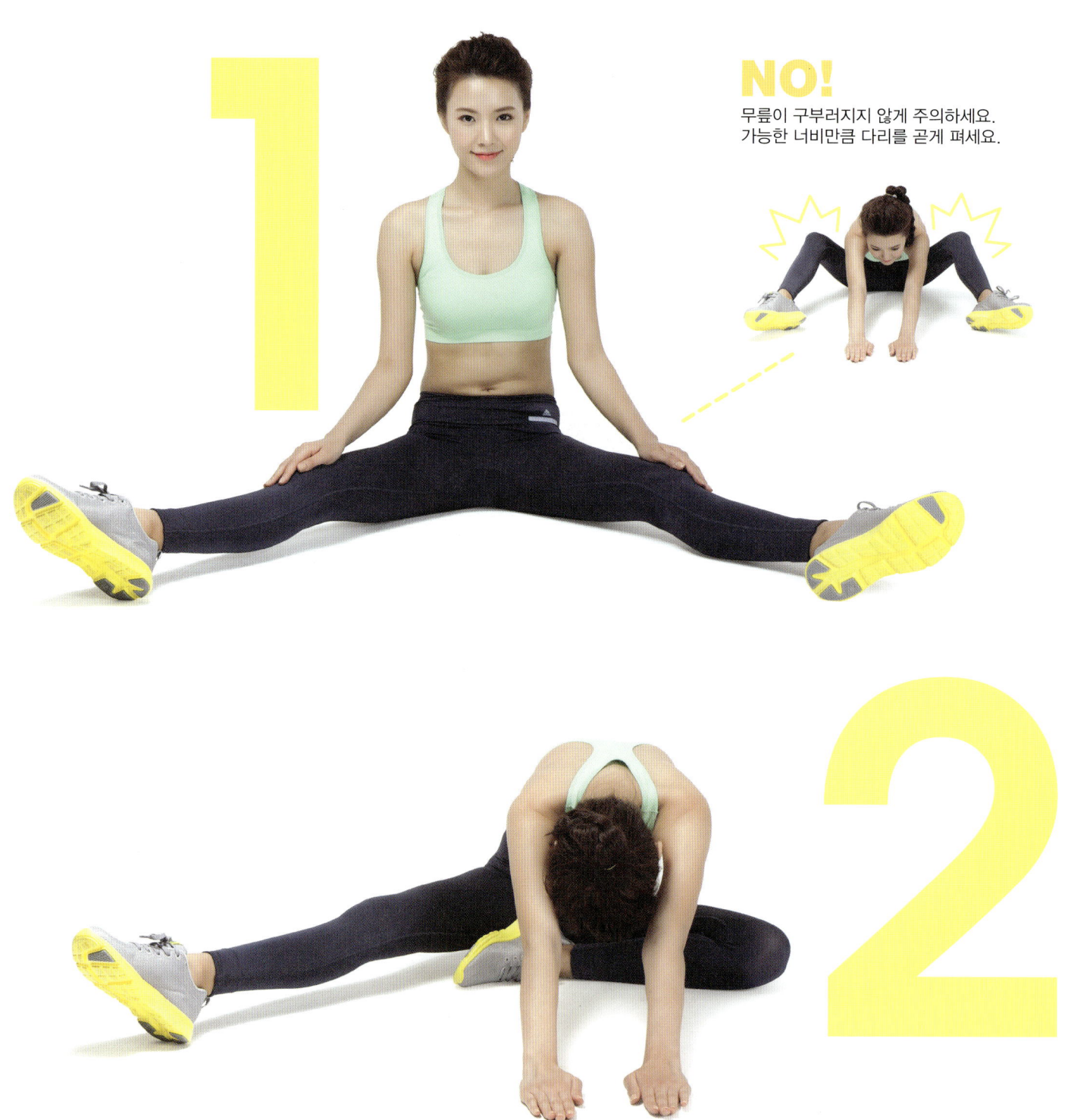

NO!
무릎이 구부러지지 않게 주의하세요.
가능한 너비만큼 다리를 곧게 펴세요.

1 양 다리를 벌리고 앉으세요.

2 한쪽 다리를 구부리고 상체를 숙이세요.
허리를 편 상태에서 숙이세요.
엉덩이가 뜨지 않게 주의하세요.
1번으로 돌아간 뒤 반대편 다리도 같은 동작을 실시하세요.

오늘은 다리 벌리고 앉아 상체를 숙이는 동작입니다. 요가의 한 동작인데요, 허벅지 안쪽 라인을 매~끈하고 슬림하게 늘려 주는 운동입니다. 이제까지 해온 운동들을 베이스로 이 동작을 꾸준히 해주면 하체 군살 제로! 스키니, 비키니 앞에 당당해질 수 있어요.

운동 부위	운동 강도	운동 종류
허벅지	약 ●—●—●—●—● 강	요가

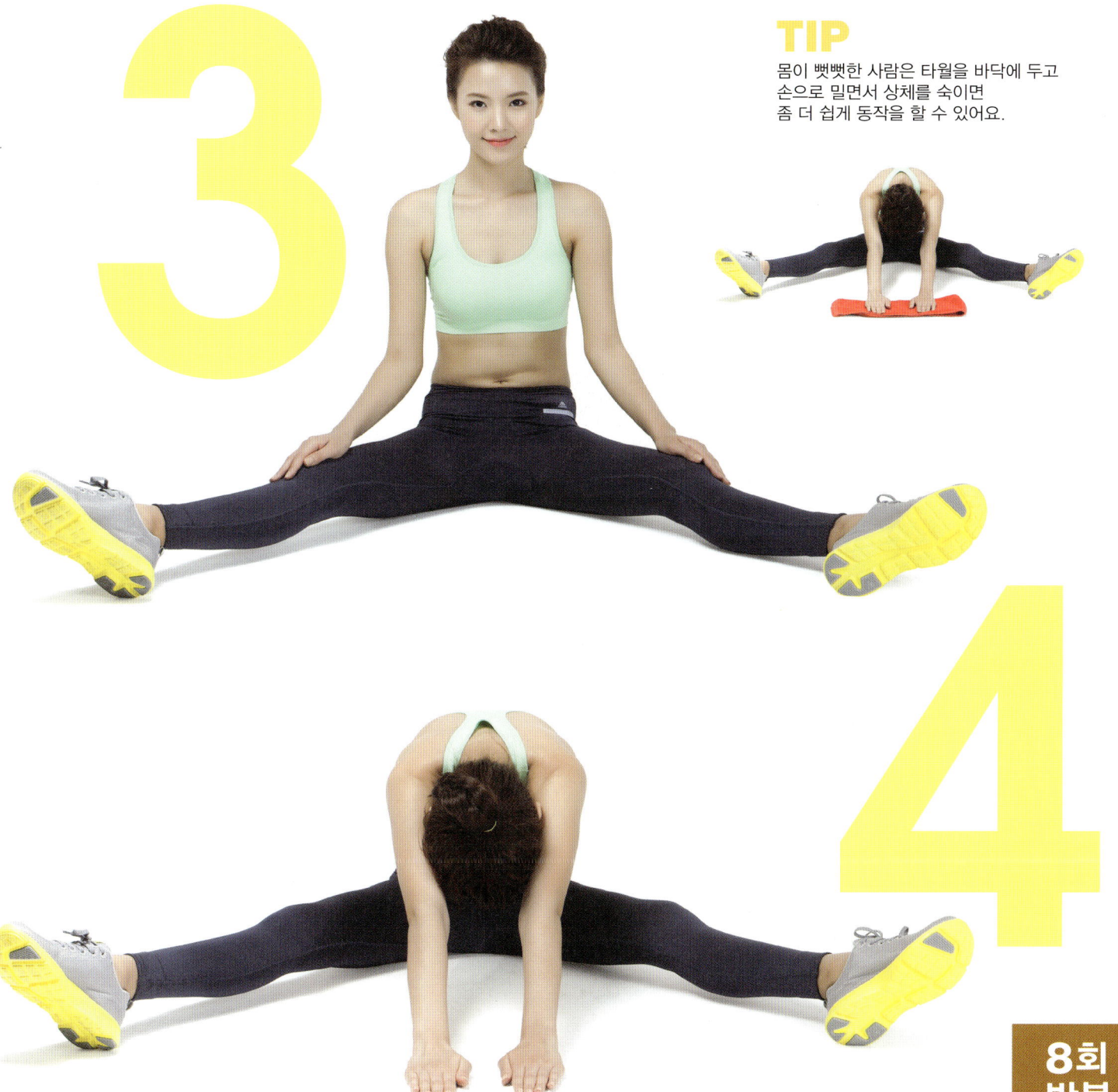

TIP
몸이 뻣뻣한 사람은 타월을 바닥에 두고 손으로 밀면서 상체를 숙이면 좀 더 쉽게 동작을 할 수 있어요.

3 처음 자세로 돌아오세요.

4 두 다리를 벌린 상태에서 상체를 숙이세요.
다리를 너무 벌리면 허리가 잘 펴지지 않아요. 허리가 잘 펴지는 정도만 다리를 벌리세요.

8회 반복

30 DAY Last Week
머리부터 발끝까지 **흐르는 실루엣**
T 스트레칭

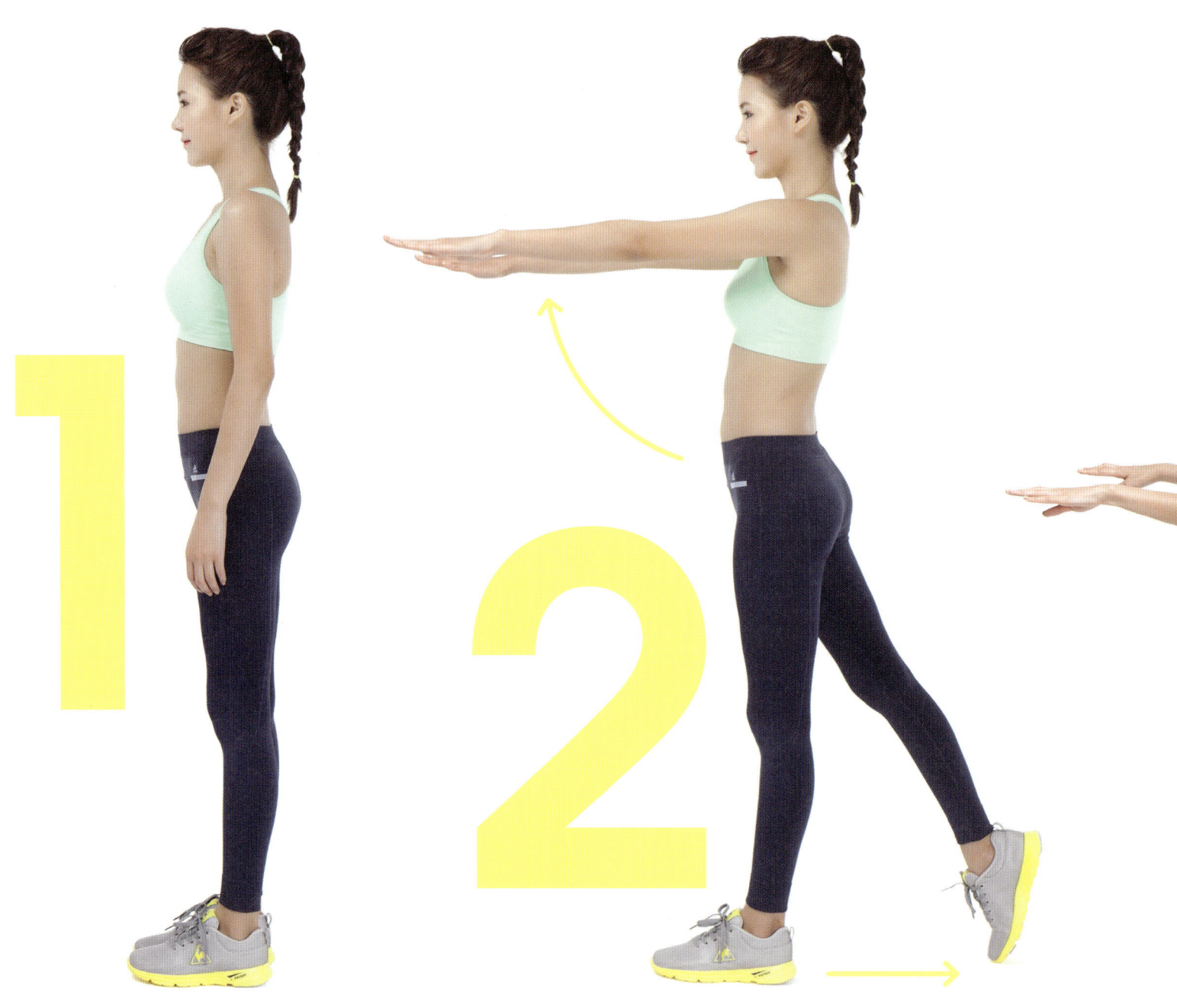

1 앞을 바라보고 바르게 서세요.

2 팔을 앞으로 들어 올리고 한쪽 다리를 뒤로 살짝 빼세요.

드디어 대망의 마지막 날! 몸의 라인이 처음과 달라진 것이 느껴지지 않나요? 몸을 전체적으로 이완시키는 운동으로 마무리해 봅시다. 머리부터 발끝까지 쭉 늘려 준다는 기분으로 동작을 실시해 주세요. 손끝, 발끝 등 몸의 각 부위에 집중하면서 내 몸의 실루엣을 디자인한다는 기분으로! 우린 지금 이 순간 어제보다 더 아름다워지고 있어요.

운동 부위	운동 강도	운동 종류
몸 전체	약 ●——●——○——● 강	필라테스

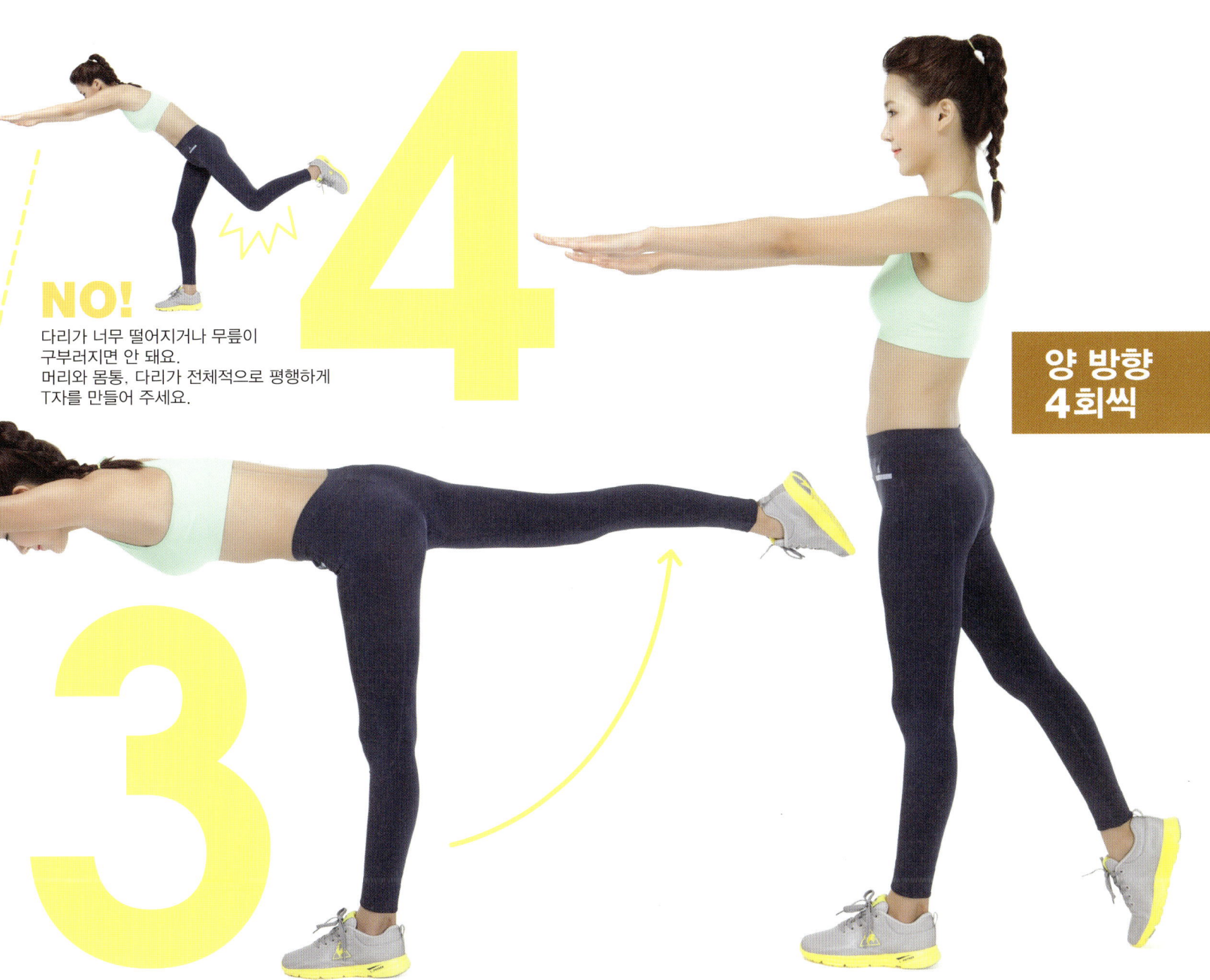

양 방향 4회씩

NO!
다리가 너무 떨어지거나 무릎이 구부러지면 안 돼요.
머리와 몸통, 다리가 전체적으로 평행하게 T자를 만들어 주세요.

3 뒤로 뺀 다리를 들어 올리고 상체와 팔을 앞으로 숙여 몸통과 다리를 T자로 만든 후 8초 버티세요.

다리가 너무 들리거나 머리가 아래로 떨어지면 안 돼요. 발끝부터 머리까지 T자를 만든다는 생각으로 쭉 늘려 주세요. 이때 발목이 살짝 흔들리는데, 이건 자연스러운 현상이에요. 지탱하고 있는 한쪽 다리에 힘을 줘서 몸의 균형을 잡으세요.

4 다리를 내려 2번 동작으로 돌아온 후 3번 동작을 4회 반복하세요.

천천히 몸의 각 부위에 집중하면서 동작을 실시하세요.

After 30 days Body plan

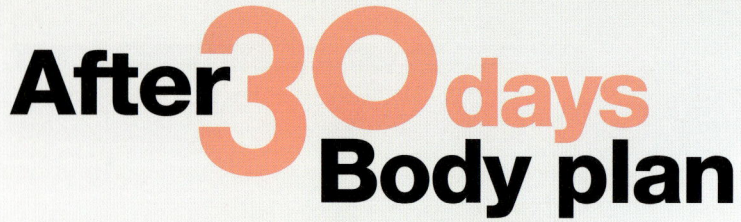

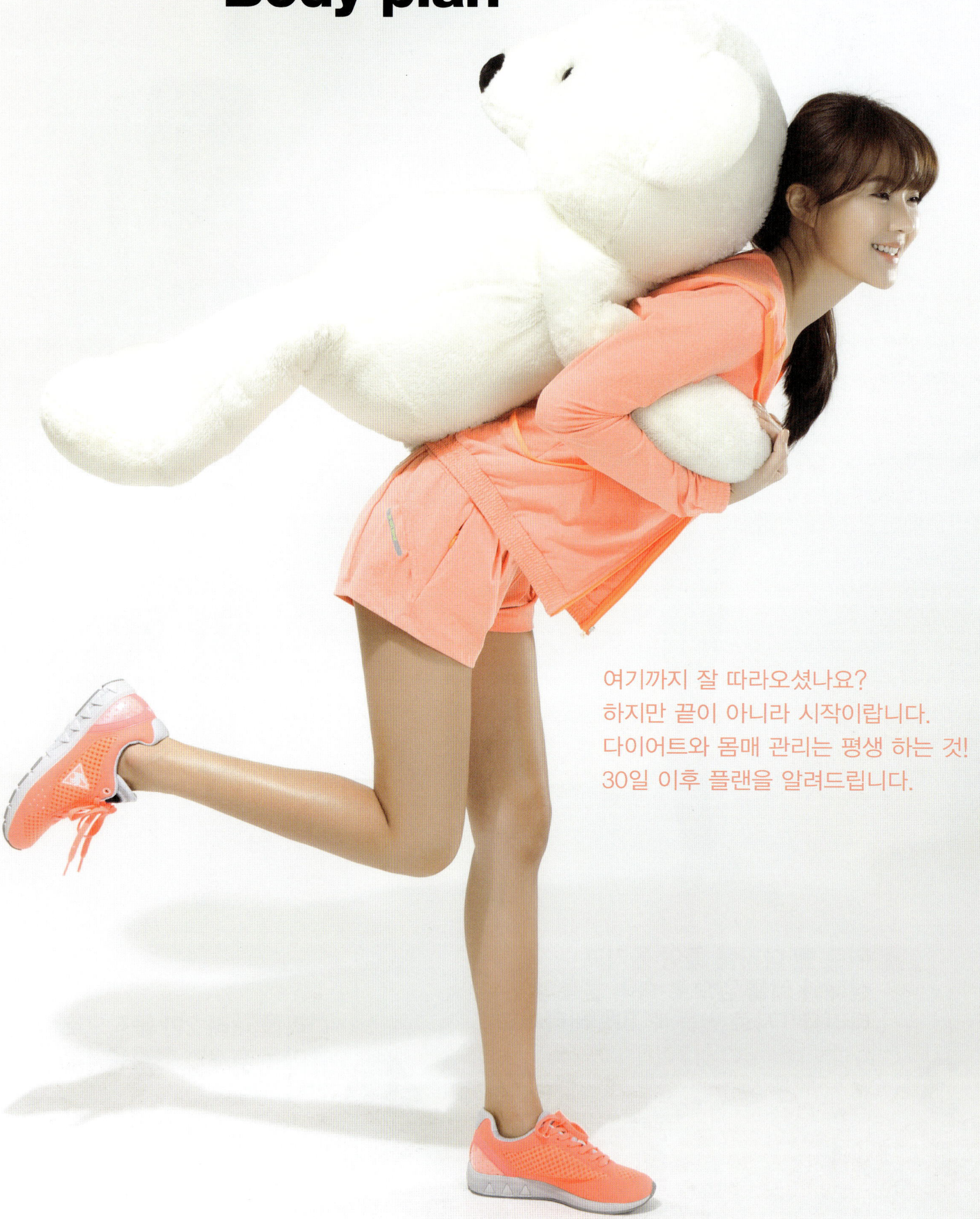

여기까지 잘 따라오셨나요?
하지만 끝이 아니라 시작이랍니다.
다이어트와 몸매 관리는 평생 하는 것!
30일 이후 플랜을 알려드립니다.

완벽형 PLAN
30 minutes

매일 30분씩 1day부터 30day 운동까지 차례차례 모두 실시하면 Perfect! 각 동작 횟수는 할 수 있는 만큼! 숨이 약간 차는 정도까지면 OK!

DAY 01 ~ DAY 30 All

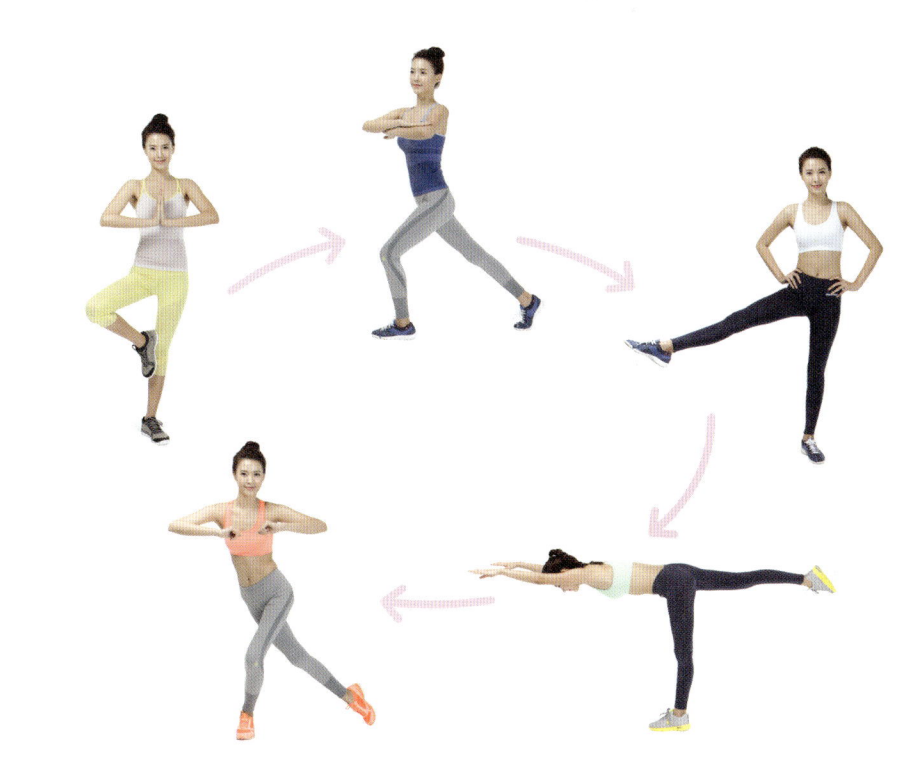

핵심형 PLAN
30 minutes

30일 전체 프로그램의 요점 정리판! 외워두면 책이 없어도 언제 어디서든 할 수 있어요. 매일 30분 이내 할 수 있는 만큼 반복하세요.

DAY 06   DAY 12   DAY 22

DAY 28   DAY 29   DAY 30

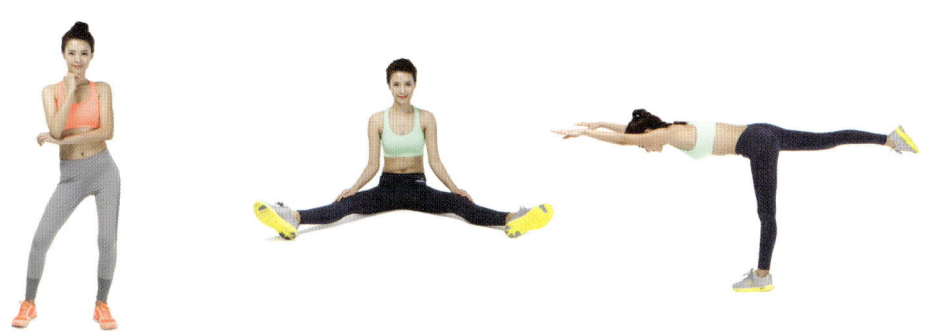

체중감량형 PLAN
30 minutes

하체 통통녀들을 위한 플랜입니다. 살을 빼는 데 좀 더 집중하고 싶다면 강도 높은 운동을 위주로 실시하세요. 30분 이내 할 수 있는 만큼 반복하세요.

| DAY 26 | DAY 27 | DAY 30 |

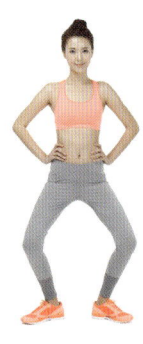
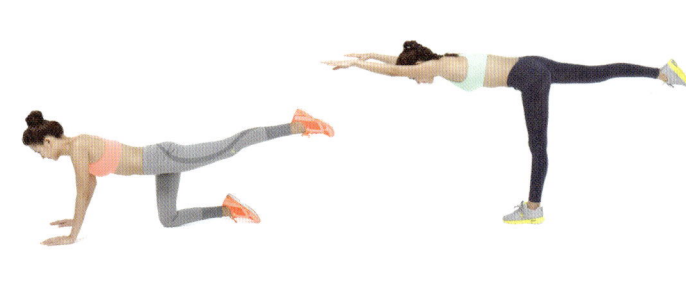

힙 집중형 PLAN
30 minutes

하체 관리의 핵심은 힙이라 할 수 있죠! 옷발이 사는 것은 물론이고 아담한 분들은 힙을 올려주면 키가 더 커 보인답니다. 30분 이내 할 수 있는 만큼 반복하세요.

| DAY 04 | DAY 10 | DAY 11 |

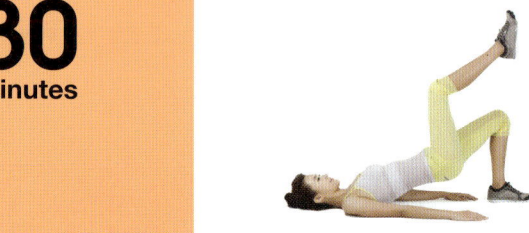
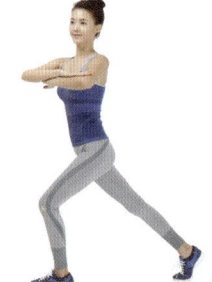
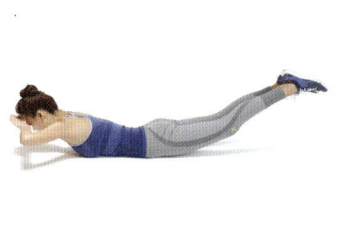

| DAY 16 | DAY 17 | DAY 19 |

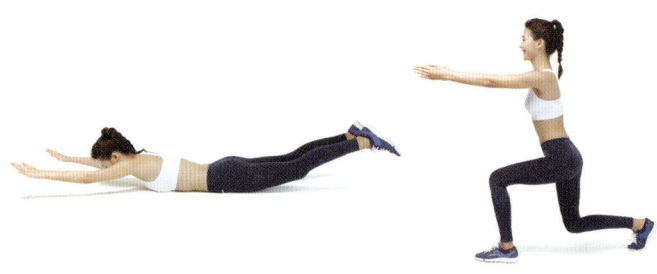
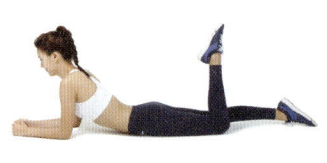

| DAY 20 | DAY 23 | DAY 26 |

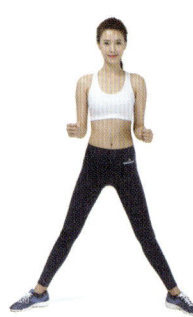
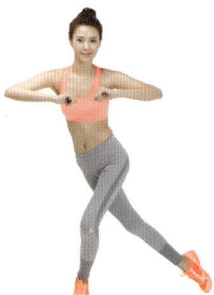
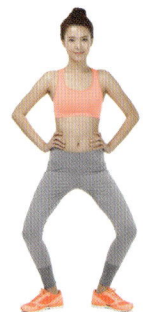

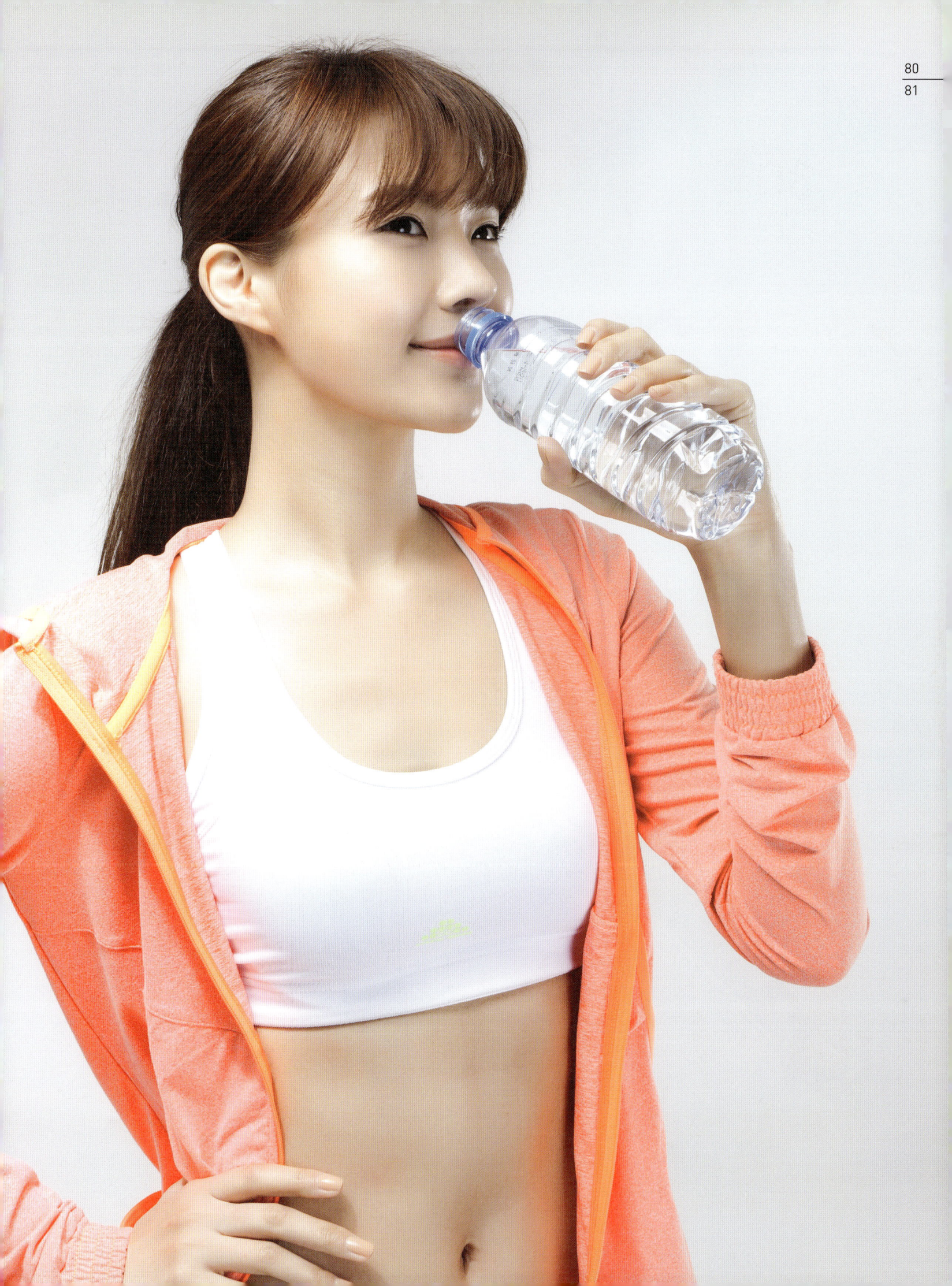

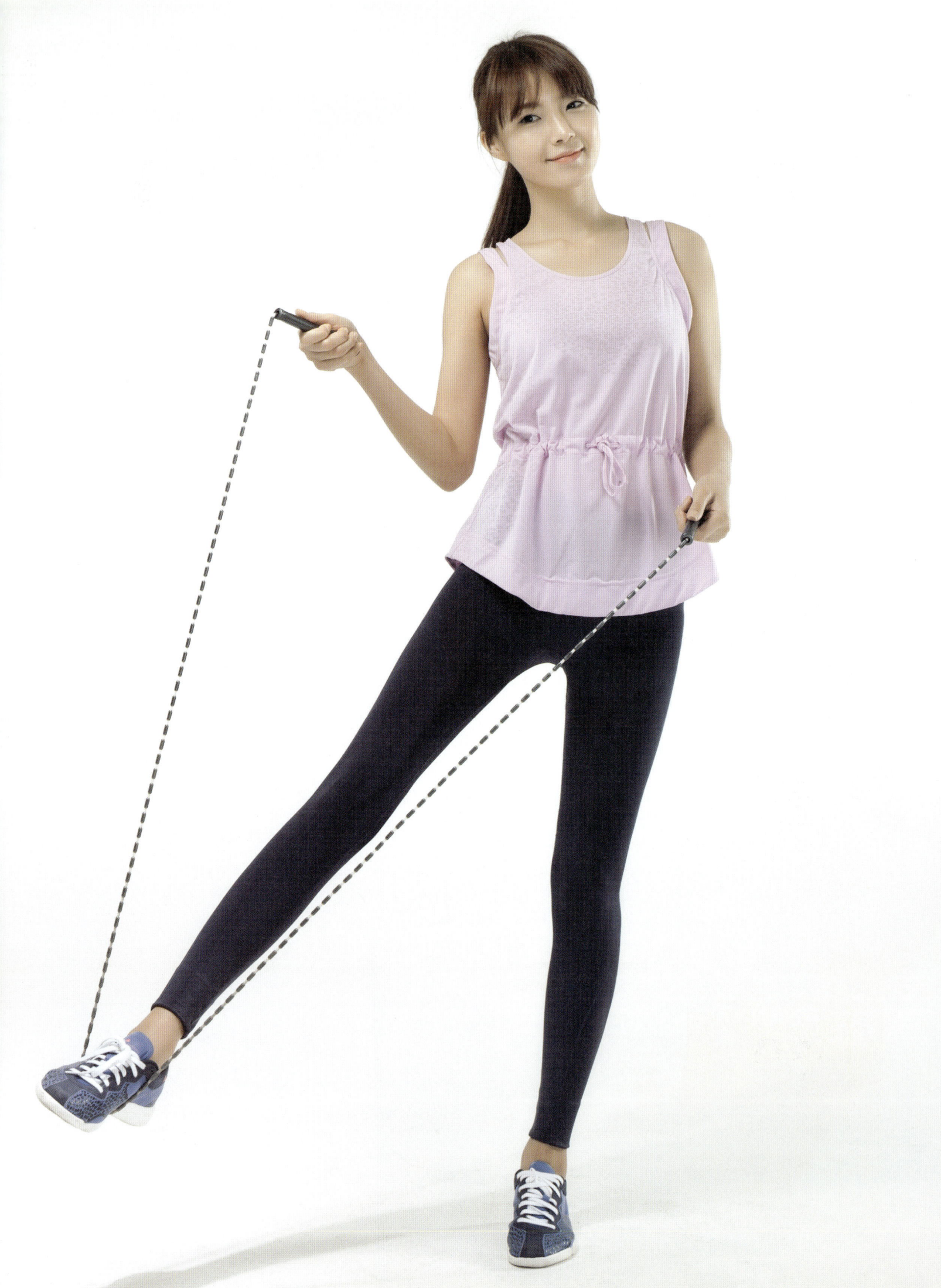

허벅지 집중형 PLAN
30 minutes

DAY 01 　 DAY 05 　 DAY 09
DAY 12 　 DAY 15 　 DAY 24

하체살이 집중된 부위! 대한민국 여성들의 콤플렉스 근원지! 이것저것 안 가리고 허벅지 살 빼고 싶은 분들을 위한 플랜입니다. 30분 이내 할 수 있는 만큼 반복하세요.

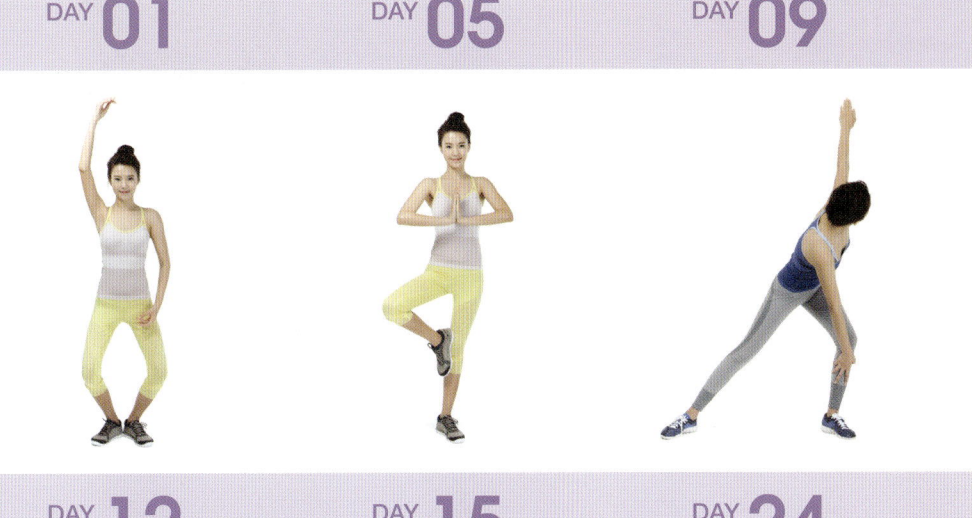
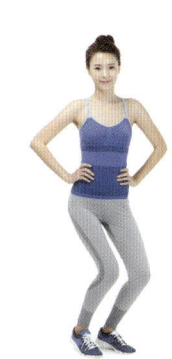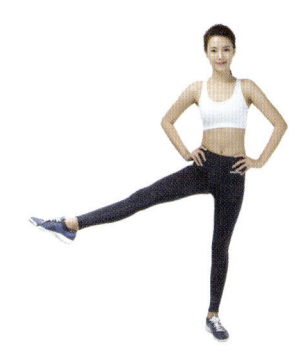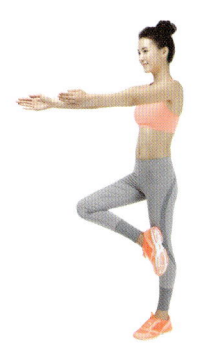

종아리·발목 집중형 PLAN
30 minutes

DAY 02 　 DAY 14 　 DAY 18 　 DAY 25

섹시한 다리의 포인트는 미끈한 종아리와 짤록한 발목! 힛팬츠, 미니스커트, 비키니 D-day 전 집중 관리해주세요. 30분 이내 할 수 있는 만큼 반복하세요.

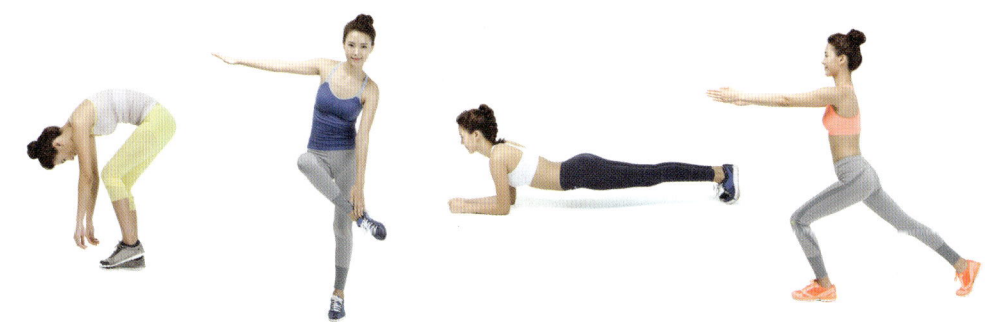

골반교정 PLAN
30 minutes

DAY 07 　 DAY 08 　 DAY 13

여자는 골반이 바르게 자리하고 있어야 몸이 건강하고 전체 실루엣이 예쁘답니다. 골반 균형이 많이 깨진 분들은 골반교정 운동 열심히 해주세요. 30분 이내 할 수 있는 만큼 반복하세요.

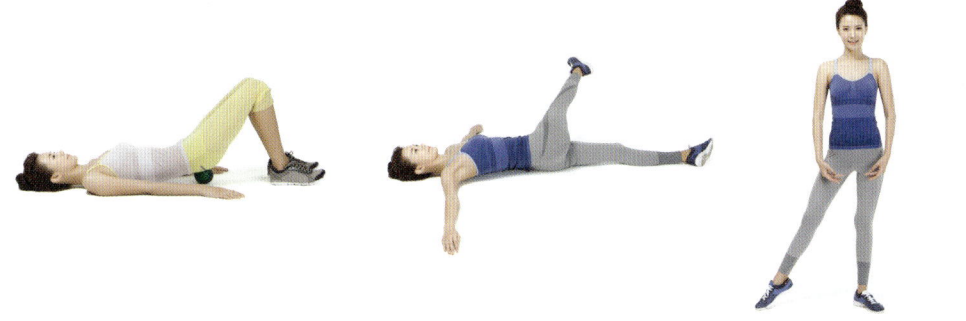

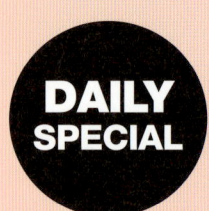

DAILY SPECIAL

활용도 100% 언제 어디서든 OK
아무도 눈치 못 채는 짬짬이 운동

너무 가벼운 지갑 때문에 운동 회원권 끊기가 힘들다고요? 괜찮아요! 학원 안 가도 혼자서 으쌰으쌰 열심히 하면 되니까요. 일상 틈틈이 할 수 있는 운동, 특히 다른 사람들은 눈치 못 챌 정도로 자연스럽고 간단한 동작들을 알려드릴게요. 횟수 상관없이 할 수 있는 만큼 Do it!

1 SPECIAL MORNING | 기지개 켤 시간도 없는 바쁜 아침에

버스 안에서 | 종아리 늘리기

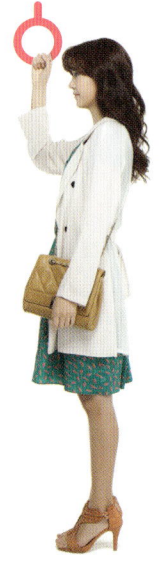 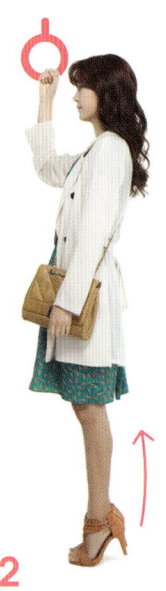 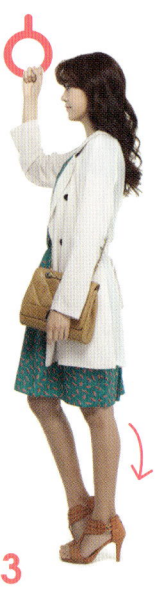 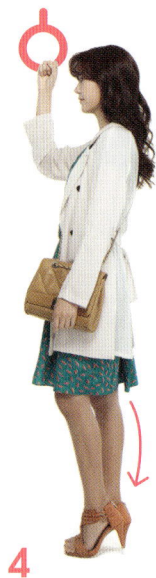

1 두 다리에 고르게 힘을 싣고 바르게 서세요. 백팩을 메면 가장 운동효과가 좋아요. 가방끈이 긴 숄더백은 크로스로 메세요.

2 양쪽 뒤꿈치를 살짝 드세요. 흔들리는 차 안에서 넘어지지 않게 손잡이를 꼭 잡으세요.

3 한쪽 뒤꿈치를 내리면서 쭉~ 늘리세요.

4 발을 바꿔 쭉~ 늘리세요.

계단에서 | 종아리 늘리기

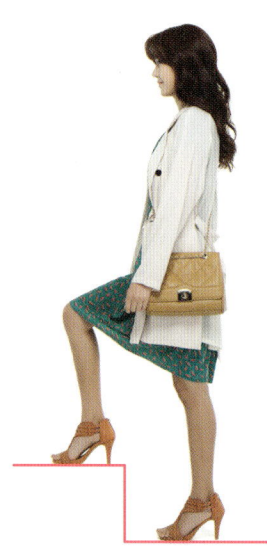 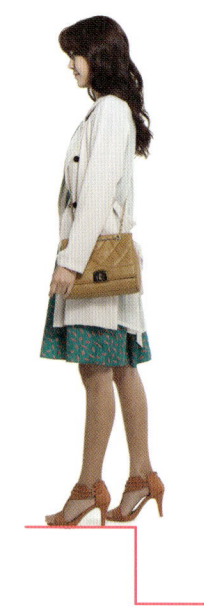 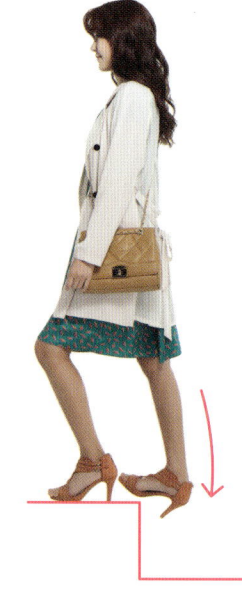

1 한쪽 발을 계단에 올리세요.

2 다른쪽 발은 계단에 반만 올리세요. 한발은 앞쪽에, 한발은 뒤쪽에 두세요.

3 앞쪽 다리를 살짝 구부리고 뒤쪽 다리는 쭉 펴세요. 뒤쪽 다리 종아리가 쭉 늘어나는 걸 느끼세요!

2 SPECIAL DAYTIME | 하루 종일 앉아 있지만 말고 으쌰으쌰!

의자에 앉아서 1 | 허벅지살 빼기

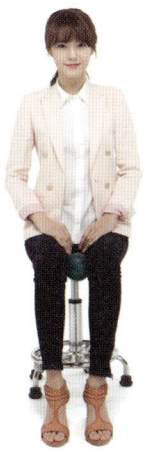

1 다리 사이에 공이나 비슷한 두께의 물건을 끼우세요.

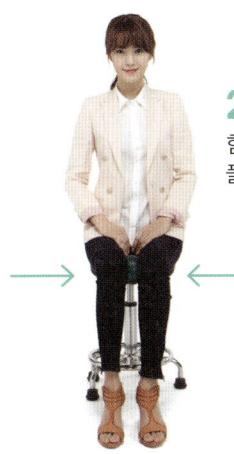

2 힘을 줘서 8초 버틴 후 풀어 주세요. 틈틈이 반복!

의자에 앉아서 2 | 잘록한 발목 만들기

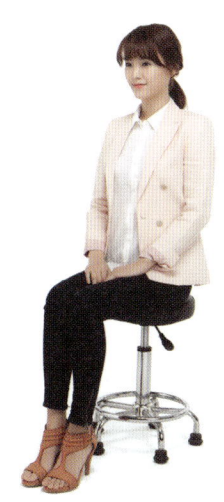

1 상체를 펴고 똑바로 앉으세요.

2 한쪽 다리를 들고 발등을 몸쪽으로 쭉 당기세요.

3 발등이 일자가 되게 발끝을 쭉 미세요. 발을 바꾸며 틈틈이 반복!

책상 앞에서 | 다릿살·뱃살 빼기

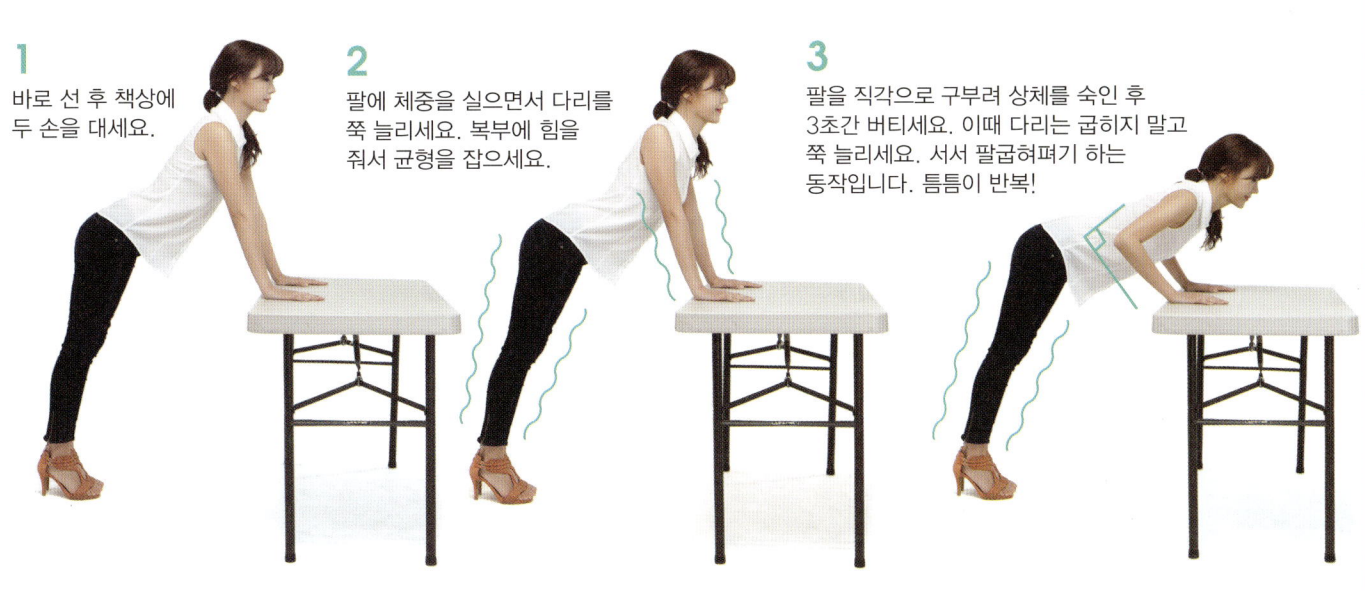

1 바로 선 후 책상에 두 손을 대세요.

2 팔에 체중을 실으면서 다리를 쭉 늘리세요. 복부에 힘을 줘서 균형을 잡으세요.

3 팔을 직각으로 구부려 상체를 숙인 후 3초간 버티세요. 이때 다리는 굽히지 말고 쭉 늘리세요. 서서 팔굽혀펴기 하는 동작입니다. 틈틈이 반복!

3 SPECIAL NIGHT | 온종일 하이힐에 시달린 다리를 위해

소파에서 | 다리 피로 풀어주기

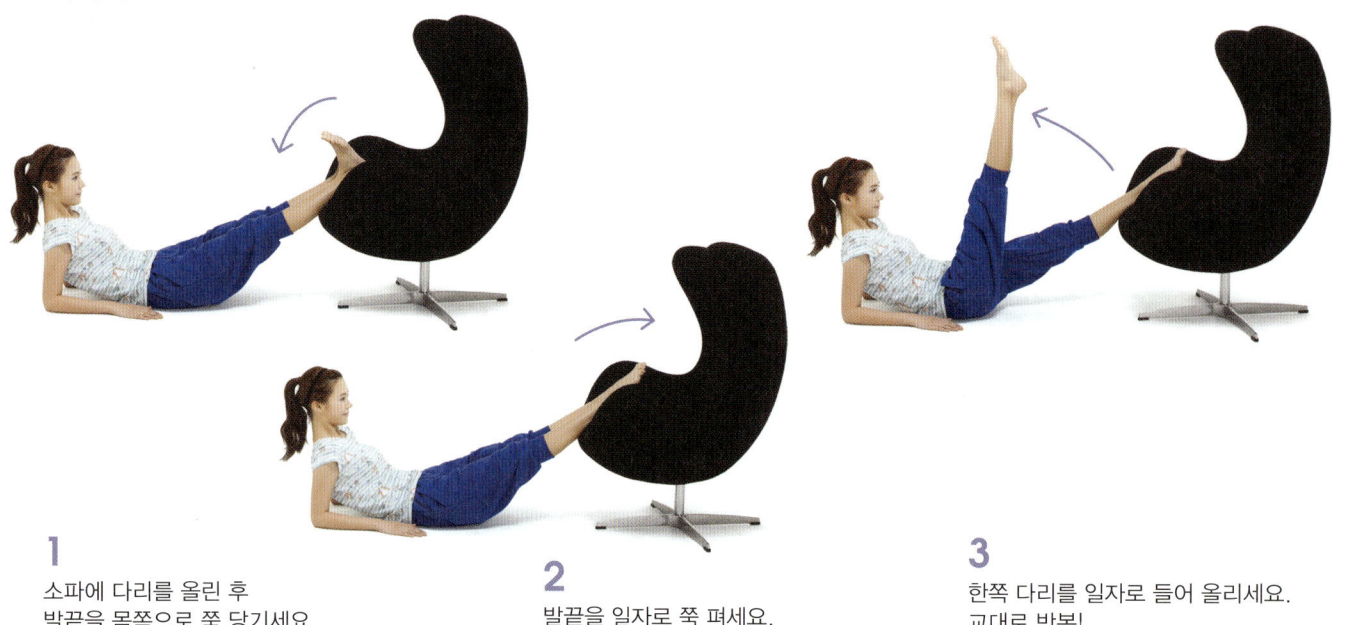

1
소파에 다리를 올린 후
발끝을 몸쪽으로 쭉 당기세요.

2
발끝을 일자로 쭉 펴세요.

3
한쪽 다리를 일자로 들어 올리세요.
교대로 반복!

TV 보면서 | 다리 라인 잡기

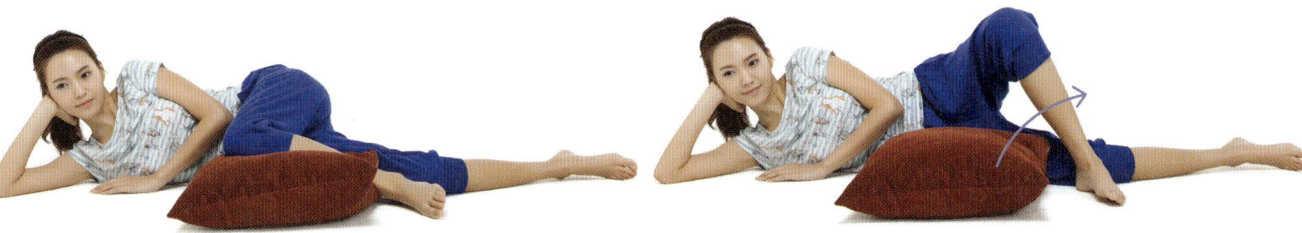

1
옆으로 누운 후 몸 앞에 쿠션을 두고 한쪽 다리를
접어 쿠션 위에 올리세요.

2
쿠션에 올렸던 다리를 옆으로 그대로 펴세요.
폈다 구부렸다 하는 동작을 양쪽으로 반복하세요.

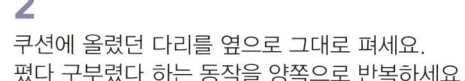
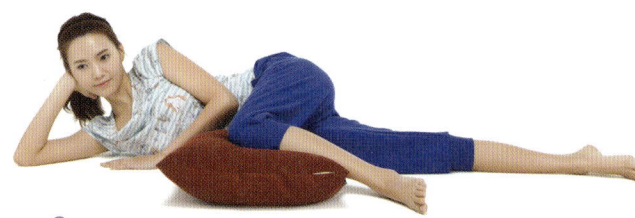

3
다시 처음 동작으로!

4
쿠션에 올리지 않은 다리를 쭉 펴서 위로 드세요.
팔과 배에 힘을 줘야 몸의 균형이 잡혀요.

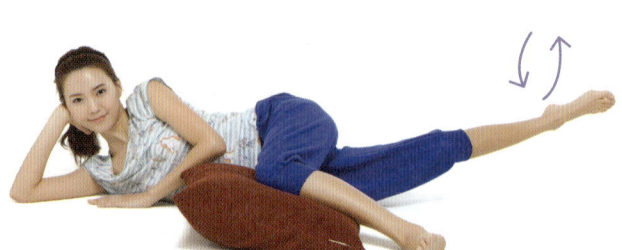

5
위로 든 다리를 쭉 뻗은 상태로
앞뒤로 움직이세요. 발 바꿔서 반복!

4 SPECIAL MASSAGE | 집에서 간단히 할 수 있는 셀프 테라피

하체 마사지 1 | 다리 부기 빼기

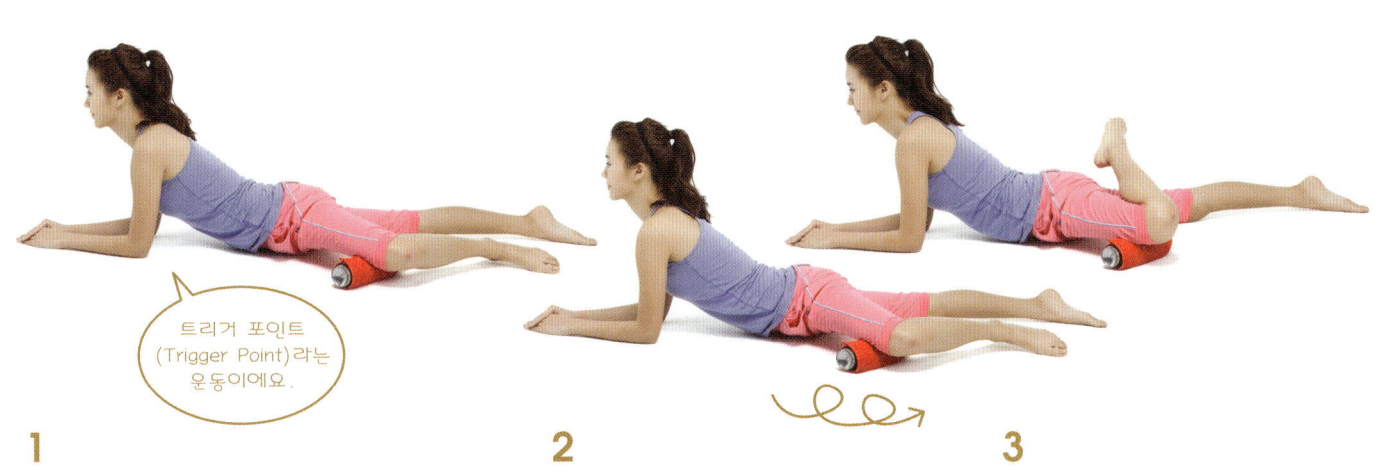

트리거 포인트(Trigger Point)라는 운동이에요.

1 바닥에 엎드린 다음 스프레이 용기 또는 빈병을 수건으로 돌돌 감싸 다리 아래쪽에 두세요.

2 다리를 움직여 허벅지 아래에서 용기를 왔다~ 갔다~ 하면서 움직이세요.

3 다리 아래에 스프레이 용기를 둔 채 굽히고 힘을 줘서 근육을 쭉 늘리세요.

하체 마사지 2 | 알통 종아리 풀기

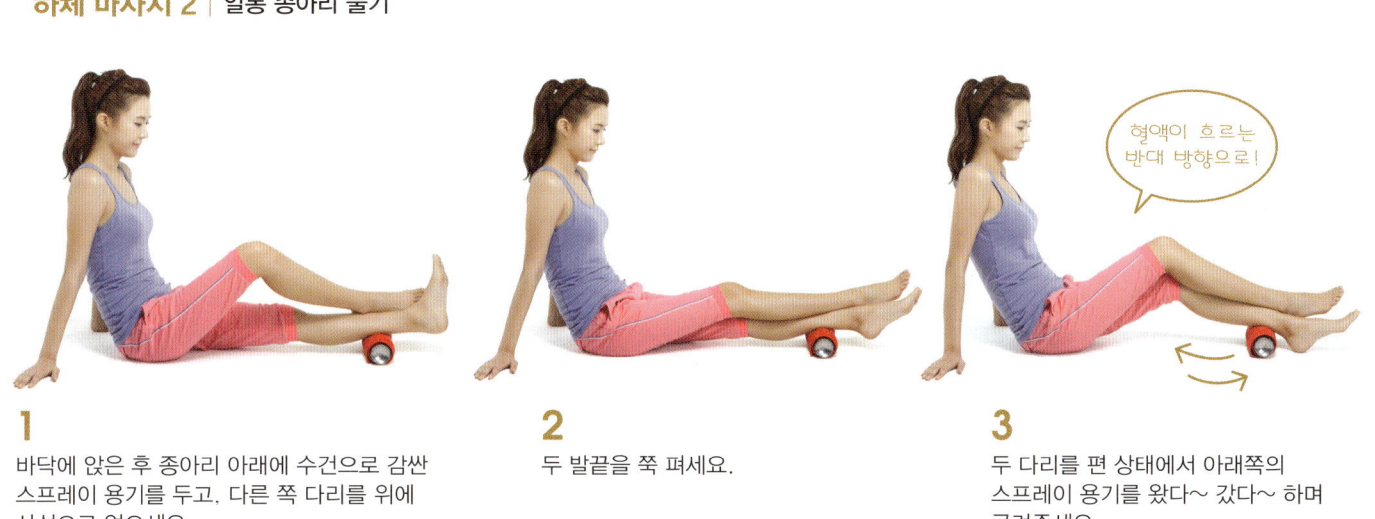

혈액이 흐르는 반대 방향으로!

1 바닥에 앉은 후 종아리 아래에 수건으로 감싼 스프레이 용기를 두고, 다른 쪽 다리를 위에 사선으로 얹으세요.

2 두 발끝을 쭉 펴세요.

3 두 다리를 편 상태에서 아래쪽의 스프레이 용기를 왔다~ 갔다~ 하며 굴려주세요.

바디크림 마사지 | 혈액순환 & 리프팅

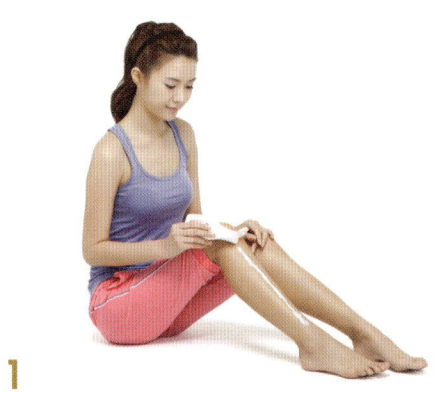 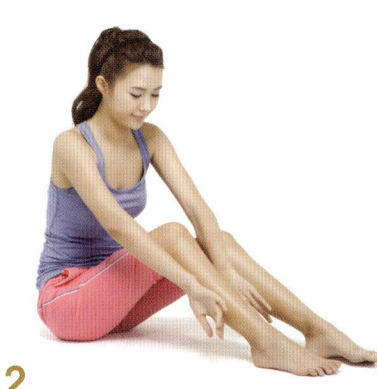 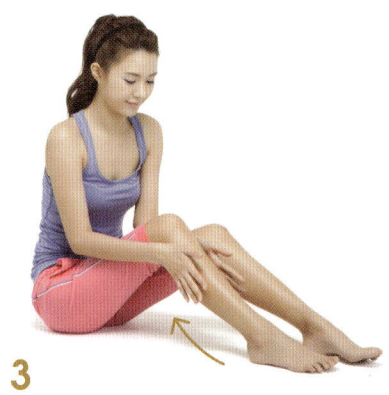

1 바디크림을 몸에 바로 쭉 짜세요.

2 손등으로 바디크림을 문질러 몸에 흡수시키세요.

3 발목에서 종아리, 허벅지 방향으로 부드럽게 문지르며 마사지 해주세요. 통통통 손바닥으로 두루두루 두드리며 마무리!

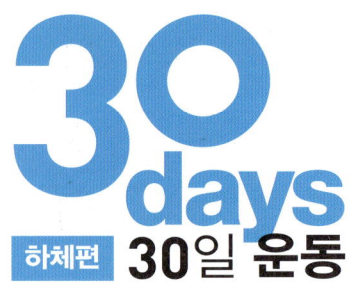
하체편 30일 운동

발행일 초판 1쇄 2013년 6월 20일
　　　　초판 4쇄 2013년 11월 26일

지은이 문지숙

발행인 김우석
제작총괄 손장환
편집장 이정아
책임편집 손영미
마케팅 김동현 신영병 김용호 임정호 이진규
제작 김훈일 박자윤
저작권 안수진
홍보 이효정
교정교열 전경서

진행 권유미
디자인 강윤선
사진 정영주
의상 손나리
메이크업 진민경
모델 김유림
의상협찬 아디다스 / 르꼬끄 스포르티브
인쇄 성전기획

발행처 중앙북스(주)
등록 2007년 2월 13일 제2-4561호
주소 121-904 서울시 마포구 상암동 1651번지
　　　상암DMCC빌딩 20층

구입문의 02-2031-1303
내용문의 02-2031-1366
팩스 02-2031-1399
홈페이지 http://jbooks.joins.com
페이스북 www.facebook.com/hellojbooks

ⓒ 문지숙, 2013

ISBN 978-89-278-0448-2
ISBN 978-89-278-0446-8 (set)

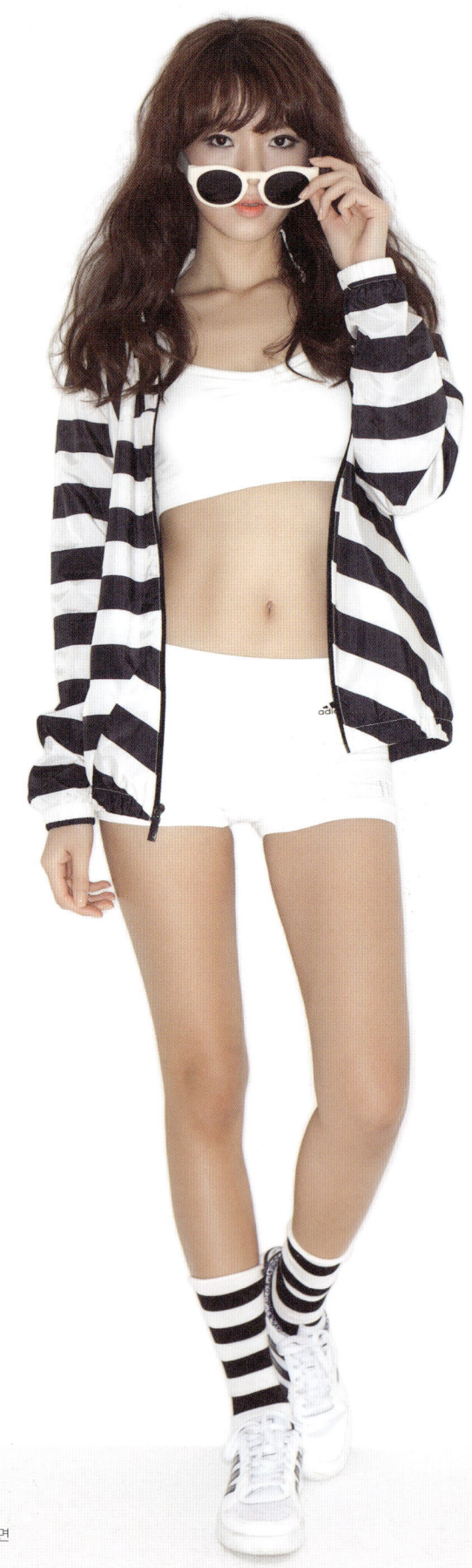

* 이 책은 중앙북스(주)가 저작권자와의 계약에 따라 발행한 것이므로 이 책 내용 일부 또는 전부를 사용하려면 반드시 중앙북스(주)의 서면 동의를 받아야 합니다.
* 잘못된 책은 구입처에서 바꾸어 드립니다. * 책값은 뒤표지에 있습니다.